Tàijíquán Wúwéi —

Ein natürlicher Prozess

Wee Kee-Jin

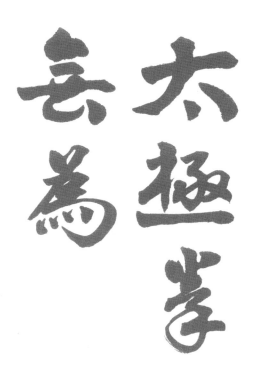

D1673955

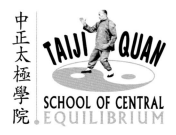

SCHOOL OF CENTRAL
EQUILIBRIUM

Tàijíquán Wúwéi — *Ein natürlicher Prozess*

Copyright © 2005 by *Wee Kee-Jin*.
Alle deutschen Rechte vorbehalten.

Deutsche Erstausgabe 2005
Aus dem Englischen von Hella Ebel und Marco Pohl

Die Orginalausgabe erschien unter dem Titel
„*Tàijíquán* Wúwéi – a Natural Process" 2003 bei
   Taijiquan School of Central Equilibrium
   PO Box 27-693
   Mt Roskill
   Auckland 1004
   New Zealand

Herausgegeben von
   *Tàijí*quan-Schule des Zentralen Gleichgewichts
   Hella Ebel
   Am Kirchenkamp 23 A
   49078 Osnabrück

Umschlaggestaltung, Layout und Herstellung: : Dean Cudmore

Pinyin-Umschrift: : *Bouy-Lan Tan*

Fotografien (außer denen von *Huang Sheng-Shyan*): Dean Cudmore

Bilder von Schülern mit Wee Kee-Jin beim *Tuīshǒu* (bei den Fühlend-schiebenden Händen, traditionell ‚Pushing Hands' genannt), fotografiert (in der Reihenfolge ihres Auftretens) von: Marcus Henning, Hella Ebel, Dean Cudmore, Jimi Ooi

ISBN: 3-930817-12-8

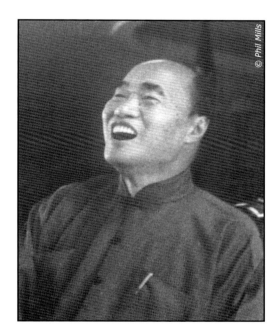

© Phil Mills

Für meinen Lehrer *Huang Sheng-Shyan*, der mir den Weg zeigte,
für meine Schüler, die mich auf dem Weg begleiten,
und für meine Frau und meine Söhne, die mich auf meinem *Tàijí*-Weg unterstützen.

Inhaltsverzeichnis

Teil 1:

Einführung

Die Kunst des *Tàijí* zu erlernen war in früheren Zeiten ausschließlich den Chen-Familien- und -Dorfmitgliedern vorbehalten. Yang Lu-Chang jedoch und den nachfolgenden Generationen ist es zu verdanken, dass sich *Tàijí* erst in China und dann auf der ganzen Welt verbreitet hat. Nun gibt es fünf verschiedene Stile: *Chen, Yang, Wu, Sun* und *Hoa*, jeder benannt nach der Familie, die ihn begründete. Aus diesen Stilen entwickelten sich weitere Traditionen, wie zum Beispiel die *Cheng Man-ch'ing*-Ausrichtung des *Yang*-Stils.

Beobachter nehmen meist an, dass *Tàijí* nicht mehr ist als eine gymnastische Übung für alte Chinesen. Gewiss kann *Tàijí* mit seinen langsamen und weichen Bewegungen ein Leben lang gelernt werden. *Tàijí* ist jedoch keiner bestimmten Altersgruppe, keiner Rasse oder einem Geschlecht vorbehalten. Jeder kann seinen Nutzen aus einem regelmäßigen *Tàijí*-Training ziehen.

Tàijí benötigt weder eine besondere Kleidung oder Ausrüstung noch einen besonderen Ort. *Tàijí* ist nicht einmal vom Wetter abhängig.

In unserer heutigen Welt, in der alles immer ganz schnell oder gar sofort geschehen muss, ragt *Tàijí* wegen seiner Unterweisung in Geduld heraus. Die vielen haarfeinen Details bedeuten, dass die Kunst *Tàijí* zu erlernen nicht einfach ist und dass Fortschritte nicht übereilt erreicht werden. Die wichtigste Voraussetzung für das Lernen von *Tàijí* ist deshalb Ausdauer.

Dabei geht es vor allem um Entspannung und das Loslassen von unnötiger Anspannung im Körper. Die ständige Verfeinerung dieses Prozesses führt schließlich zu einer deutlichen Wahrnehmung von mir selbst und später auch von anderen.

Eine andere verbreitete Fehleinschätzung ist, dass *Tàijí* keine effektive Kampfkunst sei. Dies beruht auf der Auffassung, dass die Starken die Schwachen überwältigen und die Schnellen die Langsamen besiegen. *Tàijí* lehrt jedoch nicht, einen Gegner zu überwinden, wie das andere Kampfkünste vielleicht tun. Stattdessen arbeitet man daran, sich selbst und das eigene Ego zu überwinden und sich in Harmonie mit seinem Gegner zu bewegen. Beim *Tàijí* geht es eher darum, die Effizienz und Wirkung von Bewegungen zu maximieren und die Anstrengung und Energie zu minimieren, sie zu erzeugen. Dies schließt jede Abhängigkeit von roher Gewalt aus.

Im weiteren Sinn ist *Tàijí* ein *Dào* (eine Philosophie) des Lebens; das Training, in allen Situationen ein zentrierter, ausgeglichener und harmonischer Mensch zu sein, ein Leben lang.

Es gibt hauptsächlich drei Gründe, um *Tàijí* zu lernen: Gute Gesundheit erlangen und bewahren, eine Kampfkunst ausüben und das *Dào* (die Philosphie) verstehen. Gesundheit steht an erster Stelle, denn sie ist die Basis des menschlichen Lebens. Ohne sie kann man nichts leisten. Der zweitwichtigste Grund wäre es, es zu tun, um das *Dào* zu verstehen. *Tàijí* kann hier lehren, wie man menschlich sein kann und mit anderen und dem Universum in Einklang existieren. Im Zeitalter moderner Waffen ist es nicht von Bedeutung, wie gut oder schnell man eine Kampfkunst beherrscht: Man wird nie so schnell sein wie eine Pistolenkugel. Wenn man gesund ist und wahrhaft das *Dào* des *Tàijí* beherrscht, dann sollte es keine Notwendigkeit zu kämpfen geben.

Dank der wachsenden Beliebtheit von *Tàijí* gibt es mittlerweile eine große Zahl von Büchern und Videos zu diesem Thema. Diese können jedoch nur zur Anschauung dienen, und keinen Lehrer ersetzen. Schon die klassische *Tàijí*-Schrift „Das Lied von den Dreizehn Stellungen" sagt deutlich „Nur die mündliche Unterweisung kann Dir den Weg zum [*Tàijí*] Tor weisen".

Die Verantwortung, die Qualität der Kunst aufrechtzuerhalten, liegt bei beiden, dem Lehrer und dem Schüler.

Man geht über Tausende von Bergen auf der Suche nach einem guten Lehrer

— *Huang Sheng-Shyan*

Es ist wichtig, dass man die Wahl seines Lehrers nicht ausschließlich von dessen Herkunft abhängig macht. Nicht jeder Schüler eines guten Lehrers erreicht ein ähnlich hohes Niveau. Ein weiteres unzuverlässiges Kriterium ist es, einen Lehrer deshalb zu wählen, weil er oder sie mit einem berühmten Meister verwandt sind, denn *Tàijí* wird nicht über die Gene weitergegeben. Man sollte auch bedenken, dass gute Lehrer nicht notwendigerweise berühmt sein müssen.

Es ist auch ein Mythos, dass alle guten Lehrer Chinesen seien. Ich selbst bin auf etliche Menschen aus dem Westen gestoßen, die ein besseres Verständnis der *Tàijí*-Prinzipien erlangt haben als viele chinesische Lehrer, denen ich begegnet bin. *Huang Sheng-Shyan* hat vor seinen Studenten (fast alles Chinesen) oft angemerkt, dass sie eines Tages *Tàijí* im Westen würden lernen müssen, wenn sie nicht ernsthaft übten.

Ein guter Lehrer ist klug, mit einem tiefen Verständnis der *Tàijí*-Prinzipien und - was wichtig ist - er muss sie praktisch anwenden können. Er oder sie müssen willens sein, ihr gesamtes Wissen an die Schüler weiterzugeben. Eine wahre Lehrer-Schüler-Beziehung entsteht erst dann, wenn der Lehrer beginnt sein Wissen uneingeschränkt zu teilen.

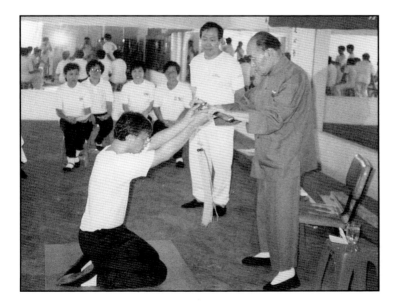

Huang Sheng-Shyan nimmt Wee Kee-Jin (Autor) formal als einen inneren Schüler an

Ein guter Lehrer muss fähig sein, einem Schüler das zu geben, was er auf seinem jeweiligen Entwicklungsstand benötigt. Ein Lehrer darf nicht nur unterrichten. Er oder sie müssen fortfahren zu üben, denn dies ist der einzige Weg, den Schüler auf eine höhere Entwicklungsstufe zu bringen. Das Lehren sollte einfach als eine andere Phase des Lernens angesehen werden. Es ist jedoch wichtig, die Schüler das zu lehren, was sie auf ihrem Entwicklungsstand üben sollten, und selber das zu trainieren, woran man für sich noch arbeiten muss.

Ein Lehrer darf nicht von den Prinzipien abweichen und *Tàijí* in etwas Mystisches verwandeln. Er darf auch nicht den Fehler begehen und danach streben, wie ein Guru verehrt zu werden. In beiden Fällen kommt er vom Weg ab und verliert den Kontakt zur Realität. Der Lehrer muss erkennen, dass die Schüler keine Handelsgüter sind, sondern eher Trainingspartner. Wenn die Schüler gereift sind, muss der Lehrer zulassen, dass sie ihren eigenen *Tàijí*-Erfahrungen nachgehen und nicht im Schatten des Lehrers weiterleben. Ein Lehrer ist dann wirklich erfolgreich, wenn die Schüler ihn übertreffen. Lehrer dürfen nicht vergessen, dass die Schüler nicht ihnen gehören, sondern dass sie in Wirklichkeit Schüler des *Tàijí* sind. Grundsätzlich sind beide einfach Kollegen, die sich einander auf der *Tàijí*-Reise helfen.

Man geht durch Zehntausende von Ozeane auf der Suche nach einem engagierten Schüler

— **Huang Sheng-Shyan**

Wir müssen den Mythos vertreiben, dass nur Chinesen die höheren Stufen des *Tàijí* erreichen können. Mitunter kann das Verstehen der chinesischen Sprache sogar von Nachteil sein beim Lernen von *Tàijí*. Wir könnten die Prinzipien wörtlich und für bare Münze nehmen, aber nicht hinter die Worte in ihren tieferen Sinn schauen.

Für das Erlernen von *Tàijí* spielen weder das Alter noch die Kulturzugehörigkeit noch das Geschlecht eine Rolle. Solange man menschlich ist und die Geduld und die Ausdauer hat, regelmäßig zu üben, kann man im *Tàijí* gut werden.

Unglücklicherweise wollen die meisten Schüler heute alles in kurzer Zeit erlernen und erwarten, dass sie gut werden ohne viel zu üben. Wenn sich ein Schüler oder eine Schülerin entscheiden mit *Tàijí* zu beginnen, dann müssen er oder sie darauf vorbereitet werden, regelmäßig zu trainieren, sonst ist es von wenig Nutzen.

„Lernen ist essen, üben ist verdauen". Beständiges Üben ist für stetigen Fortschritt unumgänglich. Anfangs muss man sich disziplinieren, um zu üben, später jedoch ist es nötig, dass es Freude bereitet, so dass man üben möchte.

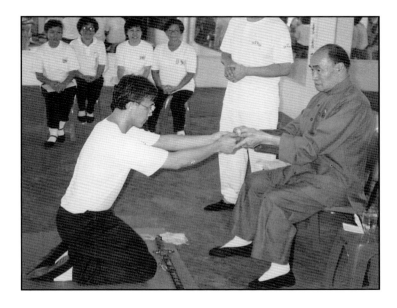

Wee Kee-Jin (autor) erweist Huang Sheng-Shyan seine Dankbarkeit für die Aufnahme als Schüler

Die Lehrer-Schüler-Beziehung kann sich nur entwickeln, wenn der Schüler bereit ist, das Wissen anzunehmen, das weitergegeben wird. Schüler müssen zu hundert Prozent Vertrauen haben in das, was gelehrt wird, und dennoch analysieren, was sie lernen. Zweifel behindern nur den Lernfortschritt.

Als Schüler braucht man eine offene Einstellung. Auf diese Weise ist man aufnahmefähig. Wenn man ständig zu anderen Lehrern Vergleiche zieht, verschließt man sich selbst.

Man sollte alle *Tàijí*-Praktizierenden, denen man begegnet, als Lehrer betrachten. Auf diese Weise ist man immer in der Lage etwas von ihnen zu lernen. Von jemandem, dessen Niveau höher ist als das eigene, kann man ein tieferes Verständnis der Prinzipien erlangen. Bei jemandem, dessen Niveau gleich dem eigenen oder niedriger ist, kann man lernen, nicht nur dessen Fehler zu erkennen, sondern – was wichtiger ist – ob man die gleichen Fehler selbst begeht.

Um das Gelernte analysieren zu können, müssen die Schüler ein Verständnis der *Tàijí*-Prinzipien haben; dann werden sie nicht vom Pfad des *Tàijí* abweichen. Um den Prinzipien treu zu bleiben, müssen die Schüler laufend analysieren, was sie üben. Von wem auch immer man lernt, man muss stets prüfen, ob das, was man lernt, mit den Prinzipien in den klassischen Schriften übereinstimmt. Schüler müssen das trainieren, was in den klassischen Schriften an Anforderungen beschrieben ist und nicht einfach nur das, was der Lehrer vorschlägt, für den Fall, dass der Lehrer von den Prinzipien abgewichen ist oder dass er sie missverstanden hat.

Die Schüler müssen darauf achten, den Lehrer nicht anzubeten. Es ist wichtig, sich immer zu erinnern, dass der Lehrer auch nur ein Mensch ist. Anbetung bedeutet grundsätzlich ein blindes Folgen ohne zu denken.

Es gibt verschiedene *Tàijí*-Stile und noch viel mehr Formen, und doch sind sie alle nur Mittel, um die Prinzipien zu verstehen. Um dieses Verständnis zu entwickeln, sollten Schüler einen Stil mit einer Form wählen, mit der sie sich wohl fühlen, und diese fleißig eine Anzahl von Jahren trainieren. Lernt man viele Stile und Formen, kann das dazu führen, dass man „ein Hansdampf in allen Gassen (Stilen) wird, aber ein Meister von gar nichts."

Es wird angenommen, dass die Gestaltung des *Tàijíquán* auf *Chang San-Feng* zurückgeht. Seitdem haben sich viele verschiedene Stile und Formen entfaltet. Jede Form wurde von ihren Begründern entsprechend ihres Verständnisses der *Tàijí*-Prinzipien entwickelt. Unabhängig von der Tradition der Familie gilt immer die gleiche Theorie.

Die Formen sind nur ein Weg oder Werkzeug, um die Prinzipien zu verstehen. Wenn man von Auckland, Neuseeland, nach London fliegen will, kann man dies mit verschiedenen Fluggesellschaften und über verschiedene Routen tun. Mit der einen erreicht man sein Ziel schneller, mit einer anderen benötigt man mehr Zeit. Wichtig ist jedoch, dass man den Prinzipien des Fliegens folgt und so lange in der Luft bleibt, bis man den Bestimmungsort erreicht hat.

Hat man erst die höheren Ebenen des *Tàijí* erreicht, ist es unwichtig, welchen Stil oder welche Form man trainiert hat. Jede ausgeführte Bewegung, die sich im Einklang mit den Prinzipien befindet, ist *Tàijí*. Das eigene *Tàijí* ist dann nicht mehr länger darauf beschränkt, die körperlichen Bewegungen zu bestimmen, so dass die Form formlos wird und das *Tàijí* zum *Dào*, zu einer Art zu leben.

Die meisten *Tàijí*-Praktizierenden nehmen an, dass das Lernen von *Tàijí* dann beendet sei, wenn sie die Form gelernt haben. *Huang Sheng-Shyan* sagte einst zu mir: „Wenn du die Bewegungen der gesamten *Tàijí*-Form erlernt hast, hast du erst den Pfad gefunden, der zum Tor des *Tàijí* führt." Als Erstes gehe diesen Pfad, indem du die äußeren Bewegungen übst. Dann betrete die Eingangshalle des *Tàijí*, indem du die inneren Prozesse trainierst.

Tàijí heißt nicht einfach, sich von einer Stellung in die nächste zu bewegen. Es kommt darauf an, ob man die Veränderungen versteht, die die Bewegungen hervorbringen. Das Wesen des *Tàijí* ist es, die Veränderungen während der Übergänge von einer Bewegung in eine andere zu verstehen.

Wenn eine Person nur eine einzelne *Tàijí*-Bewegung übt und an den Prinzipien festhält, eine andere dagegen ganze Formen ausführt ohne den Prinzipien zu folgen, dann betreibt nur die erste wirklich *Tàijí*. Man kann die Bewegungen einer vollständigen Form vielleicht in wenigen Jahren erlernen, sie zu verfeinern ist jedoch ein lebenslanger Prozess. Wir werden immer Schüler des *Tàijí* sein und niemals Meister.

Um eine *Tàijí*-Form korrekt zu üben, müssen vier Bedingungen erfüllt sein:

1. ***Jìn* (innere Ruhe):** - Indem man den Geist beruhigt und die Aufmerksamkeit nach innen richtet, kultiviert man eine intensive Wahrnehmung des Körpers. Sobald man ruhig ist, kann man diese Aufmerksamkeit darauf verwenden, zuzuhören und zu beobachten, wie

sich der Körper bewegt, wobei man jegliche Anspannung wahrnimmt und den Körper anweist zu entspannen.

2. *Dìng* (**Stille**): - Sowohl des Körpers als auch des Geistes. Man sollte weder ins Wanken geraten noch sollten die Gedanken abschweifen. Beides führt zur Zerstreuung von *Qì* (Lebensenergie).

3. *Sōng* (**Entspannung**): - „Entspannt" wird von *Tàijí*-Praktizierenden häufig als „locker" oder „schlaff" missverstanden. Dies ist jedoch nur ein Mangel an Struktur und in Wirklichkeit ein Zusammenfallen. Das chinesische Wort, das in den klassischen Schriften verwendet und mit entspannen übersetzt wird, ist *fàngsōng*, was wörtlich übersetzt „loslassen" bedeutet. *Fàngsōng* (sich entspannen) heißt, jede unnötige Anspannung vollständig aus dem Körper nehmen. Alles, was die minimale physische Anstrengung übersteigt, die nötig ist, um die Struktur aufrechtzuerhalten, erzeugt Anspannung. Wenn man entspannt ist, sind alle Teile der Struktur miteinander verbunden. Ist man angespannt, ist die Struktur unterbrochen. *Sōng* (Entspannung) wird durch die Kultivierung des Bewusstseins geschaffen, das dazu benutzt werden muss, die Entspannung im Körper zu erzeugen, auch während der Bewegung. Was wichtiger ist, man kann nur *chén* (sinken), wenn man entspannt ist.

4. *Chén* (**Sinken**): - Es gibt sowohl körperliches als auch mentales *Chén* (Sinken). Körperliches *Chén* (Sinken) bezieht sich auf das Sinkenlassen der Schultern, das Weichwerden des Rumpfes und auf das Setzen der Hüften in die Beckenpfannen. Wenn man sich entspannt und die Schultergelenke sinken lässt, verbinden sich die Arme mit dem Körper. Entspannt man sich und setzt die *Kuà* (Hüfte), so verbindet sich der Körper mit der Basis (die Beine bis zu den Füßen). Mentales *Chén* (Sinken) ist ein Vorgang, bei dem man das Gefühl der Entspannung durch die Aufmerksamkeit des Geistes lenken lässt. Es strömt vom *Níwán* (Scheitelpunkt auf dem Kopf) durch den Körper die Beine hinunter in die Füße und durchläuft den *Yǒngquán* (die beiden Meridianpunkte der Fußsohlen; die "Sprudelnde Quelle") - den Ursprung - in den Boden. Dies kann auch als der Prozess bezeichnet werden, bei dem man „das *Qì* des Himmels hinunterschluckt und sich mit der Energie der Erde verbindet." Das *Chén* (Sinken) ist es, was das *Jìn* (die entspannte Kraft) des *Tàijí* erzeugt.

Shí and Xū

Shí (substanziell/voll) und *xū* (nicht substanziell/leer) sind Ausdrücke von *Yáng* und *Yīn*. Es geht hier nicht um die Verteilung des Körpergewichts zwischen den beiden Füßen. *Shí* und *xū* stehen vielmehr für die Beziehung zwischen den Kräften. Der Fehler des *shuāngzhòng* wird oft als „doppelt-gewichtig" fehlinterpretiert. Tatsächlich übersetzt er sich jedoch als „gleiche Schwere". Gewicht (*Zhòngliàng*) ist die Auswirkung der Schwerkraft auf eine Masse, also nach unten gerichtet. Schwere ist ein Druck in eine beliebige Richtung. (Unter „Schwere" wird hier dasjenige verstanden, was durch den Prozess entsteht, also nicht das Synonym für Gewicht. Anm. der Übers.) *Shuāngzhòng* (gleiche Schwere) bedeutet also, dass einer *yáng*-Kraft eine *yáng*-Kraft entgegengesetzt wird.

In den klassischen Schriften steht: „Wenn die Linke *shí* (substantiell, voll) ist, dann ist die Linke *xū* (nicht substantiell, leer) und wenn die Rechte *shí* (substantiell) ist, dann ist die Rechte *xū* (nicht substantiell).“ Das ist das Prinzip der kreuzweisen Ausrichtung, bei der die Kraft aus dem linken Fuß durch den rechten Arm abgegeben werden sollte und die Kraft aus dem rechten Fuß durch den linken Arm. Der Irrtum bezogen auf *Shuāngzhòng* (gleiche Schwere) zeigt sich am deutlichsten, wenn die Kraft aus dem linken Fuß über den linken Arm abgegeben wird oder die Kraft der rechten Hand die Kraft aus dem rechten Fuß weitergibt. Außerdem, wenn die Kraft eines Gegners ankommt und man leistet am Berührungspunkt Widerstand, ist dies ebenfalls *Shuāngzhòng* (gleiche Schwere), nämlich *Yáng* gegen *Yáng*.

Letztendlich zeigen sich sowohl *shí* (substantiell) als auch *xū* (nicht substantiell) in jedem Teil des Körpers in ständigem Wechsel in Abhängigkeit von den Umständen.

Viele *Tàijí*-Praktizierende betrachten die gleichmäßige Gewichtsverteilung (50/50) auf beide Füße als *Shuāngzhòng*. Wäre dies der Fall, dann wäre bereits die allererste Stellung der Form schon falsch.

Die Mensch-Ebene legt das Augenmerk auf die körperliche Struktur der Bewegung, auf die physische Verbindung der Bewegung und auf die Abfolge der Veränderungen, die die körperliche Bewegung erzeugen.

Um die Basis für die Erd-Ebene zu legen, müssen die Körperbewegungen in der *Tàijí*-Form präzise sein und natürlich ausgeführt werden. Bei jemandem, der regelmäßig jeden Tag übt, dauert es normalerweise drei Jahre, um dies zu erreichen.

Die klassische Schrift von *Wang Ts'ung-Yue* legt fest: „Zu verfehlen um den Bruchteil eines Li ist, es um tausend Li zu verfehlen." Dies unterstreicht die große Bedeutung der Präzision in der *Tàijí*-Form, sowohl wenn man in einer Stellung ist als auch in den Übergängen.

Die Notwendigkeit der Präzision wurde erneut von *Wang Ts'ung-Yueh* betont, als er schrieb: „Sie [die Bewegung] darf nicht zu klein ausfallen und darf aber auch nicht übertrieben werden." Jede Ungenauigkeit, verursacht durch eine Über- oder Untertreibung einer Bewegung, wird zu einer Fehlausrichtung in der Körperhaltung führen, die entweder starr wird (blockiert) oder sich einem Angriff aussetzt. Diese schlechten Gewohnheiten werden sich auch auf das *Tuīshǒu* (Fühlend-schiebende Hände) übertragen; denn so wie man sich in der Form bewegt, wird man sich auch bei den Fühlend-schiebenden Händen (traditionell „Pushing Hands" genannt) bewegen.

„Versteht man sich selbst und versteht man seinen Gegner, [so] wird man sich im *Tuīshǒu* (Fühlend-schiebende Hände) auszeichnen." Sich selbst zu verstehen entwickelt sich dadurch, dass man lernt, seine Körperbewegungen nach *Tàijí*-Art zu synchronisieren. Zuerst lernt man dies in der Form, bei der es keine äußere Kraft gibt, die auf einen einwirkt.

Die Form ist der wesentliche Inhalt des *Tàijí* und das *Tuīshǒu* (Fühlend-schiebende Hände) ist die Anwendung. Der wesentliche Inhalt muss richtig strukturiert sein, bevor man die Anwendung in Erwägung ziehen kann.

Die Bewegungen des Körpers in der Form beziehen sich auf drei bestimmte Regionen des Körpers: die Basis, den Oberkörper und die Arme. In keiner *Tàijí*-Haltung werden diese Regionen jemals völlig gestreckt. Auch nicht der Oberkörper, der - obwohl aufrecht - nicht starr gehalten wird. Alle Gelenke, angefangen von den Fußgelenken über Knie, Hüften, Rückgrat, Schultern, Ellenbogen bis hin zu den Handgelenken müssen frei bleiben und dürfen nicht blockiert sein, so dass der Körper immer beweglich ist.

1.   **Die Basis** (Füße, Beine und Hüften)

Die Bewegung der Basis bezieht sich auf jede Bewegung von den Füßen bis zu den *Kuà*

(Hüften), und bildet das Fundament der Struktur in der *Tàijí*-Form. Wenn man das Fundament vernachlässigt, wird die Struktur zusammenfallen, genau wie beim Bau eines großen Gebäudes.

Es gibt ein Sprichwort über die chinesischen Kampfkünste: „Wenn du [eine Kampfkunst] übst, ohne auf *Gōng* (die Basis) zu achten, dann wird es ein Leben lang ein leeres Üben sein." *Huang Sheng-Shyan* pflegte diesen Punkt zu betonen, indem er folgende Geschichte wiederholt vortrug:

Es gab einmal einen Lehrer, der seinem Schüler sagte, dass der nun das gesamte Wissen über die Kampfkunst erlangt habe und deshalb in die Welt ziehen solle. Einmal im Jahr solle er jedoch zurückkehren, damit seine Fortschritte begutachtet werden könnten. Im ersten Jahr brachte der Schüler Geschenke für seinen Lehrer mit und demonstrierte dann sein Können. Der Lehrer kommentierte dies mit den Worten: „Du hast kein Xiá Gōngfū". Als der Schüler im zweiten Jahr zurückkehrte und wieder Geschenke für den Lehrer brachte, wiederholte dieser seine Kritik: „Du hast noch immer kein Xiá Gōngfū". Im dritten Jahr kam der Schüler wieder mit einem Geschenk. Weil aber der Lehrer nicht zu Hause war, wurde er stattdessen von seiner Frau empfangen. Sie beherrschte die Kampfkunst selbst gut und schlug deshalb vor, dass der Schüler vor ihr üben solle. Als sie sah, wie tüchtig der Schüler war, erklärte sie ihm, dass Mangel an Xiá Gōngfū zwei Bedeutungen habe. Die eine sei, dass man nicht genug übe, die andere, dass man der Arbeit an der Basis nicht genug Aufmerksamkeit schenke. Sie fuhr fort, indem sie ihm klarmachte, dass es der zweite Fehler gewesen sei, den ihr Mann bemerkt hätte. Als der Lehrer später nach Hause kam und die Geschenke sah, erkundigte er sich nach dem Schüler. Seine Frau erzählte ihm, dass der Schüler bereits gegangen sei und dass sie ihn über die wahre Bedeutung von Xiá Gōngfū aufgeklärt habe. Der Lehrer seufzte und erklärte seiner Frau, dass sie nun keine Geschenke mehr von dem Studenten erwarten dürfe, da er nun, da er das Geheimnis kenne, nicht zurückzukehren brauche..

I. **Die Füße:**

Die Füße bilden die ‚Wurzel', durch die sich die Körperstruktur in die Erde verbindet. Dies wird als ‚Erdung' oder ‚Verwurzelung' bezeichnet. Die Füße müssen immer fest verwurzelt sein, egal ob man eine Kraft aufnimmt oder aussendet. Die Füße sollten sich immer so anfühlen, als ob sie im Sand oder in halbfestem Beton gegründet seien. Das Körpergewicht sollte gleichmäßig über die gesamte Fußsohle verteilt sein, mit entspannten Zehen. „Greifen" die Zehen, führt das dazu, dass der *Yǒngquán* (die sprudelnde Quelle) sich vom Boden abkoppelt. In den klassischen Schriften wird gesagt: „Wenn *Yǒngquán* (die sprudelnde Quelle) keinen Ursprung hat, hat *Yāo* (die Taille) keine Kontrolle".

II. **Die Fußgelenke und die Kniegelenke:**

Die Fußgelenke sollten immer entspannt und locker bleiben. Das vordere Knie (die Kniescheibe) steht senkrecht in einer Linie über dem großen Zeh des vorderen Fußes, so dass die Sohle in vollem Kontakt mit dem Boden bleiben kann. Im Bogenschritt (Schützen-Stellung) bleibt das hintere Knie in einer Linie mit dem großen Zeh des hinteren Fußes. Fällt das hintere Knie nach innen, hat das zur Folge, dass sich die Außenseite des hinteren Fußes vom Boden löst und das hintere *Kuàgēn* (Hüftgelenk) einschränkt.

Wenn man sich in der *Tàijí*-Form zurücksetzt, wird das hintere Bein nicht ausgestreckt,

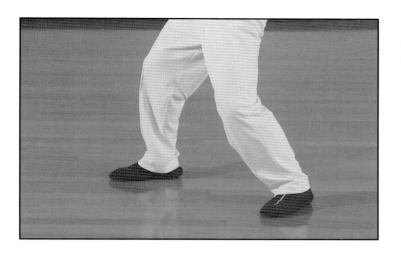

Demonstration von:

Knie ist nicht weit genug vorn

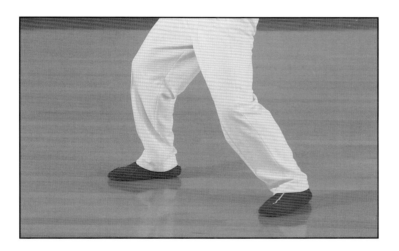

Demonstration von:

Knie in korrekter Stellung

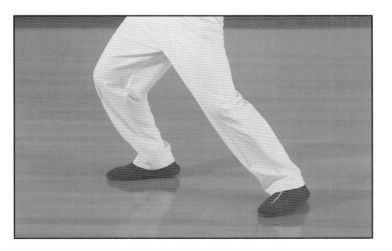

Demonstration von:

Knie zu weit vorne

Demonstration von:
Knie nach innen gefallen

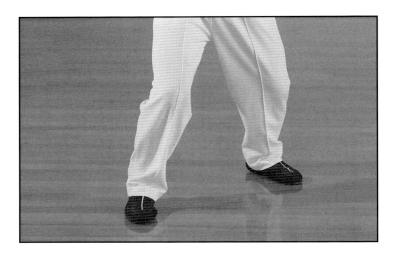

Demonstration von:
Knie in korrekter Stellung

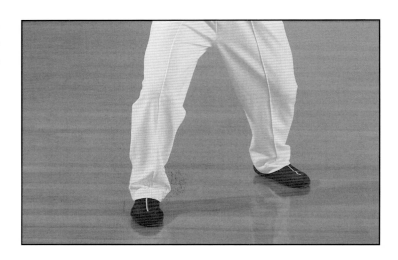

Demonstration von:
Knie nach außen gedrückt

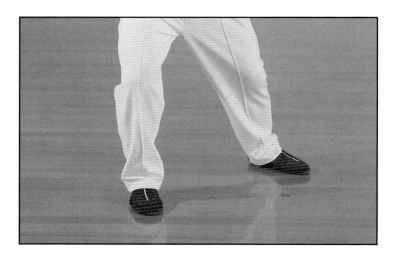

so dass das hintere Knie auf derselben Höhe bleiben kann. Streckt man das Bein beim Zurücksetzen, bedeutet das in Wirklichkeit ein Hochkommen, was die Verbindung des hinteren Fußes zum Boden verringert. Die Rückwärtsbewegung wird durch das ‚Nachgeben' des vorderen Knies erleichtert; blockiert das vordere Knie, dann kann es nur eine Bewegung nach unten geben, jedoch keine nach hinten.

Bewegt man sich nach vorn, sollte das hintere Knie zum Fuß hin sinken, indem man den Fuß entspannt und das Sprunggelenk loslässt. Das erzeugt eine federartige Kompression im hinteren Bein. Dabei muss man vorsichtig sein und darf das Knie nicht dadurch nach unten zwingen, dass man das hintere Bein einfach beugt, denn eine Fehlausrichtung oder zu viel Beugung können zu Verletzungen am Knie führen. Um diese zu vermeiden, muss sichergestellt sein, dass während der Vorwärtsbewegung der gesamte hintere Fuß vollen Kontakt zum Boden behält; dafür muss das hintere Knie in einer Linie mit den Fußzehen bleiben ohne nach innen zu fallen

III. **Die *Kuàgēn*** (Hüftgelenke):

An den *Kuàgēn* (Hüftgelenken) verbindet sich der Rumpf mit der Basis. Viele *Tàijí*-Praktizierende entspannen zwar ihren *Kuà* (Hüftbereich), aber vernachlässigen es, ihre Gelenke zu „setzen". Wenn die *Kuàgēn* (Hüftgelenke) nicht sitzen, kann sich der Körper nicht in die Basis verbinden. Das führt dazu, dass sich zum einen ankommende Kräfte an der Hüfte stauen, zum anderen alle Energie, die man sich von der Erde geliehen hat - da sie nicht mehr von der Basis aus in den Rumpf durchlaufen kann - nicht für Arme und Hände zur Verfügung steht.

Das Setzen der Hüfte beginnt im Moment des ‚Loslassens' (Entspannens) von der Basis her. Der Bereich um die *Kuàgēn* (Hüftgelenke) muss dann sofort weich werden, um den Gelenkkugeln der Oberschenkel die Freiheit zu verschaffen, sich tief in die Beckenpfanne zu setzen. Bei allen *Tàijí*-Übungen sollten immer beide Hüftgelenke gemeinsam entspannt und gesetzt werden. Beim Übergang von einer Stellung zur nächsten in der Form wird sich der Körper zur Seite neigen, wenn sich nicht beide *Kuàgēn* (Hüftgelenke) gleichzeitig setzen. Auch unterbricht man beim *Tuīshǒu* (Fühlend-schiebende Hände) die Verbindung zur Basis und wird leicht entwurzelt, wenn eines der beiden *Kuàgēn* (Hüftgelenke) hochkommt.

Sowohl in der *Tàijí*-Form als auch beim *Tuīshǒu* (den Fühlend-schiebenden Händen) sollten beim Freigeben/Aussenden der Kraft die *Kuàgēn* (Hüftgelenke) gesetzt und entspannt bleiben. Jede Bewegung der Hüften nach außen oder nach oben wird zur Körperneigung, den Verlust des zentralen Gleichgewichts oder der Trennung des Körpers von der Basis führen. All das unterbricht den Fluss der Kraft.

In den klassischen Schriften steht: ‚*Yāo* leitet die Drehung ein'. Das wird häufig so missverstanden, dass das nur auf die Taille bezogen sei. Dreht man jedoch die Taille ohne die Hüften, so verdreht man nur den Körper. Es sind *Kuà* (die Hüften) und *Yāo* (die Taille) zusammen, die jede Drehung einleiten.

Demonstration von:

Hintere Hüfte nicht gesetzt, deshalb neigt sich der Körpe

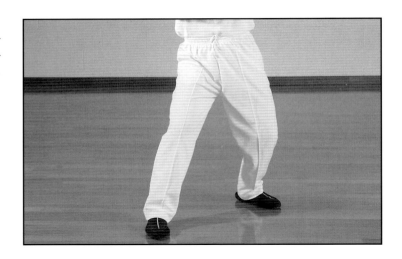

Demonstration von:

Vordere Hüfte nicht gesetzt, deshalb neigt sich der Körper

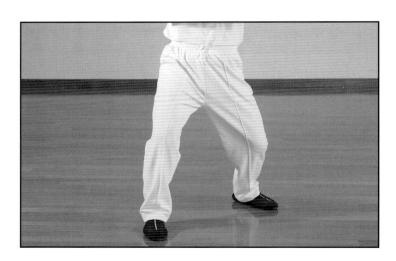

Demonstration von:

Hüften entspannt und gleichmäßig gesetzt

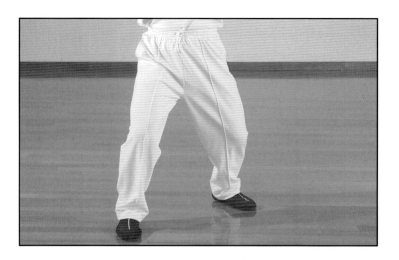

2.   **Der obere Körper** (vom Scheitelpunkt auf dem Kopf bis zum Steißbein):

Die ersten Prinzipien hinsichtlich des Körpers sind: *Wěilǘ* (das Steißbein) senken (einziehen) und das Kinn zurücknehmen. Wenn man diese Anpassungen immer wieder vornimmt, ein leichtes Bewusstsein vom Scheitelpunkt beibehält und den Körper visualisiert als von oben aufgehängt, dann sind die Meridianpunkte *Níwán* (Meridianpunkt beim Scheitelpunkt) und *Huìyīn* (beim Perineum) in einer Linie ausgerichtet. Dies gibt dem *Qì* die Möglichkeit, frei durch die drei Tore (*Wěilǘ, Yùzhěn* (Meridianpunkt beim Hinterkopf) und *Níwán*) zu fließen.

Eine gedachte Linie vom *Níwán* zum *Huìyīn* stellt die Mittelachse des Körpers dar. Hält man diese senkrecht, so befindet sich die Körperstruktur in einem Zustand von *Zhōngzhèng* (zentralem Gleichgewicht).

In den ursprünglichen dreizehn *Tàijí*-Stellungen wird das Zentrum durch das „Erde"-Element repräsentiert. Zentriert sein bedeutet, den Zustand von *Zhōngzhèng* (dem zentralen Gleichgewicht) beizubehalten, was die Grundlage für die zwölf anderen Positionen ist. Wenn *Zhōngzhèng* (das zentrale Gleichgewicht) erreicht ist, sind die Füße ausbalanciert und verwurzelt, und der Körper ist fähig, Kräfte aus jeder Richtung zu absorbieren. Deshalb sollte der Körper in jeder Bewegung aufrecht, entspannt und beweglich sein, so dass er nach rechts und links, nach oben und unten, nach vorn und hinten oder in jede Kombination wechseln kann.

Die Muskeln des Körpers müssen von Anspannung frei sein. Unnötige Spannung in den Muskeln würde die Kraft hemmen, die aus der Basis in die Arme kommt und das *Qì* daran hindern, ins *Dāntián* (Meridianpunkt in der Nähe des Nabels) zu sinken. In den klassischen Schriften steht, dass bei *Fājìn* (dem Aussenden der Kraft) der Körper vollständig *sōng* (entspannt) und *chén* (gesunken) sein muss. Wenn sich der Körper anspannt, kann die Kraft des Gegners dies nutzen.

In jeder Bewegung der *Tàijí*–Form müssen Wellen der Entspannung durch die Muskeln des Körpers nach unten laufen. Dies erreicht man mittels des geistigen Bewusstseins, das visualisiert, dass der Körper ‚schmilzt'. Das verbindet die Basis durch bis zu den Armen. Wenn die Muskeln des Körpers angespannt sind, können sich Basis- und Armbewegungen zwar koordinieren, verbinden werden sie sich jedoch nicht. Das heißt, sie bewegen sich vielleicht gleichzeitig, bleiben dabei aber unabhängig voneinander. In den Klassikern wird das folgendermaßen ausgedrückt: „Wenn sich ein Teil des Körpers bewegt, bewegt sich jedes Teil mit ihm. Wenn ein Teil ankommt, kommt jedes Teil an" Mit anderen Worten: Die gesamte Bewegung des Körpers besteht darin, dass ein Teil das andere führt und die Geschwindigkeit eines jeden Teils relativ zu den Veränderungen des anderen gehalten wird. Die Ziele der Körperteile sind verschieden, doch sie kommen zum selben Zeitpunkt an.

„Den Brustkorb han (zurücknehmen - nicht herausdrücken) und den Rücken *bá* (ausbreiten)" wird von einigen *Tàijí*-Praktizierenden missverstanden als den Brustkorb einfallen lassen und den Rücken runden (buckeln). Dies lässt sich vermeiden, indem man das zentrale Gleichgewicht aufrechterhält, sich immer des Scheitelpunkts bewusst ist und visualisiert, dass der Körper von oben aufgehängt ist. Lässt man dann die Brust von innen her weich werden, so fallen dann die Schulterblätter auf natürliche Weise nach unten, anstatt dass sie nach vorn gezogen werden. Wird das Prinzip „den Brustkorb *Hán* (zurücknehmen - nicht herausdrücken) und den Rücken *bá* (ausbreiten)" korrekt ausgeführt, dann kann *Qì* ins *Dāntián* sinken.

Der Kopf sollte mit Leichtigkeit gehalten und das Kinn etwas zurückgenommen werden. Dabei ist zu vermeiden, dass sich Spannung im Nacken aufbaut. Die Zungenspitze legt man leicht an den Gaumen, direkt hinter die Schneidezähne, so dass sich Speichel absondert und den Mund feucht hält. Die Augen blicken ohne etwas zu fixieren auf einer horizontalen Linie (man sieht, aber schaut nicht hin) und Geräusche werden kaum wahrgenommen (man hört, aber hört nicht hin). Die Aufmerksamkeit bleibt bei den inneren Veränderungen, so dass *Shén* (der Geist) innen gehalten wird.

3. **Die Arme** (Schultern, Ellenbogen, Handgelenke, Handflächen):

Die *Tàijí*–Regeln legen fest: „*sōng* (entspanne) die Schultern, lasse die Ellenbogen fallen", sowie „*Chén* (senke) die Schultern, lasse die Ellenbogen fallen". Viele *Tàijí*-Praktizierende arbeiten zwar daran, die Schultern zu entspannen, doch das Fallenlassen vernachlässigen sie. Die Schultern verbinden die Arme mit dem Körper. Senkt man sie also nicht, sind die Arme nicht mehr verbunden und das *Qì* wird daran gehindert, ins *Dāntián* zu sinken.

Damit die Schultern *chén* (sinken), müssen sie erst *sōng* (entspannen) und gleichzeitig muss der Bereich um die Gelenke weich werden, so dass die Schulterblätter eine Abwärtsbewegung erhalten.

Das Fallenlassen der Ellenbogen ist direkt mit dem Entspannen und Senken der Schultern verbunden. Wenn sich die Schultern heben, so heben sich die Ellenbogen und umgekehrt. Die Ellenbogen fallen zu lassen gestattet den Armen mittels ihres eigenen Gewichts zu hängen, wobei man jedoch darauf achten muss, dass sie nicht „zusammenfallen". Wenn ein Ellenbogen weniger als eine Faust breit vom Rumpf entfernt ist, hat der Arm kollabiert. Beim *Tuīshǒu* (Fühlend-schiebende Hände) und beim *Fājìn* (Freigeben/Aussenden) wird das Fallenlassen der Ellenbogen benutzt, um die Wurzel des Gegners dadurch zu brechen, dass man die Kraft in einer Dreh- oder Spiralbewegung in seine oder ihre Basis lenkt.

Die Hände werden offen gehalten, während die Finger entspannt sind. Die Finger sollen weder völlig gerade noch klauenartig gebeugt sein, weder fest zusammengehalten noch gespreizt. Die einzigen Ausnahmen hiervon sind die Positionen mit geschlossener Hand, wie sie bei Schlägen und Stößen mit der Faust gebraucht werden, doch selbst in diesen Fällen sind die Finger entspannt und nicht geballt.

Wann immer die Hände an der Seite des Körpers sind: Die Handgelenke sind entspannt und gesetzt, während die Finger diagonal nach unten zeigen.

Wenn eine Handfläche vor dem Körper der Außenseite gegenüberliegend ist, wird das Handgelenk nicht gebeugt, damit sich die „Hand der Schönen Dame" formt. Die Finger sind nicht ganz gestreckt und haben gerade keinen Kontakt mehr zueinander. Die Spitze des Daumens sollte mit der Mittelachse des Körpers in einer Linie sein und der Bogen zwischen Daumen und Zeigefinger auf Schulterhöhe. Zu sehen ist das in Positionen wie *Àn* (Stoßen), *Dān biān* (Peitsche), *Lǒu xī* (Knie streifen) und *Niǎn hóu* (den Affen abwehren).

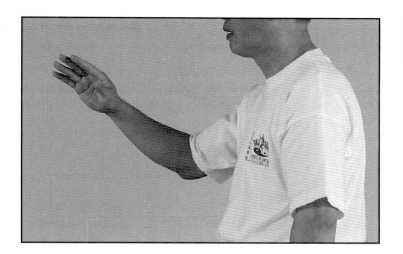

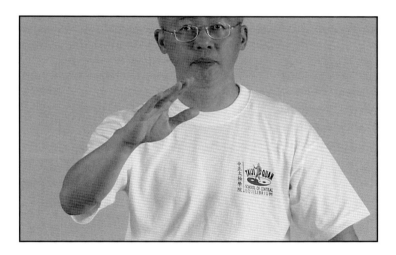

Die Körperbewegungen in den *Tàijí*–Formen:

Nach der klassischen *Tàijí*–Schrift von *Chang Sang Feng* „sollte der Körper bei allen Bewegungen leicht und beweglich sein und – was am wichtigsten ist – miteinander verbunden."

In jeder Bewegung in der *Tàijí*–Form sollten Körper, Arme und Basis verbunden und völlig entspannt sein - frei von Spannung - und das zentrale Gleichgewicht aufrechterhalten sowie die Füße fest verwurzelt. Dies gilt durchweg, in den Bewegungen, in den Übergängen und während des *Fājìn* (Kraft freigeben). Bevor man in irgendeiner Position die Kraft freigeben kann (eine Bewegung nach oben), muss man erst sinken (eine Bewegung nach unten). Dies stellt die Verbindung bereit, um „sich die Energie der Erde zu leihen".

Der Raum für das Sinken nach unten wird tatsächlich vom Boden aufwärts her gebildet. Zuerst werden die Füße entspannt, was *Yŏngquán* (die sprudelnde Quelle) mit dem Boden verbindet, dann den Gelenken weitergegeben: den Fußgelenken, Knien und *Kuà* (den Hüften), um den

Körper in die Basis hinein zu verbinden. Dem folgt das Loslassen des Körpers, Sinken der Schultern und Fallenlassen der Ellenbogen, damit die Arme mit dem Körper sich verbinden.

Die Bewegung nach oben entsteht im *Tàijí*, indem die Kompression freigegeben wird, die sich durch das Sinken entwickelt hat. Dieses Freigeben (oder Freisetzen) oder *Fājìn* beginnt in den Füßen und wird in den Beinen vergrößert. Im selben Moment drückt das Steißbein herunter und *Kuà* (die Hüften) setzen sich, so dass auf diese Weise der Körper mit der Basis verbunden bleibt. Wellen der Entspannung sollten durch die Muskeln des Körpers gleiten. Dann, durch das Entspannen und Sinken der Schultern, was die Arme mit dem Körper verbindet, strecken sich die Arme etwas. Das Fallen der Ellenbogen und Aufrechterhalten der Hand der Schönen Dame überträgt die Kraft, die in den Füßen ihren Ursprung hat, in die Handflächen und Finger.

Das Prinzip „aus den Füßen durch die Beine durch den Körper in die Finger ist ein kontinuierlicher Fluss von *Qì*" erfordert es, einen weichen, ununterbrochenen Fluss der Bewegung zu bekommen.

Zurückverlagern, sich nach vorn bewegen, Schritt zurück und Schritt nach vorn, alles wird von der Basis eingeleitet, der Oberkörper führt nicht. Wie bei einem Motorrad, das den Fahrer vorwärts bewegt, ist es die Basis, die den Oberkörper hin- und herbewegt.

Ganz gleich, ob man Schritte ausführt, sich nach vorn und nach hinten bewegt, sich im Übergang dreht, in eine Stellung sinkt oder die Kraft freisetzt, der Oberkörper sollte immer aufrecht sein. Das ist möglich, wenn *Kuà* (die Hüften) sitzen, *Wěilú* (das Steißbein) heruntergedrückt ist, die Aufmerksamkeit bei *Níwán* (dem Scheitelpunkt) bleibt und man den Körper visualisiert als von oben aufgehängt.

Bewegungen nach vorn:

Im Bogenschritt stehen die Füße schulterbreit auseinander, die Außenkante der vorderen Fußsohle zeigt gerade nach vorn und der hintere Fuß ist um fünfundvierzig Grad nach innen gedreht. In diagonalen Stellungen wie *yù nǚ chuān suō* (die Schöne Dame am Webstuhl) stehen beide Fersen in einer Linie und der hintere Fuß ist um fünfzehn Grad nach innen gedreht.

Bei der Vorwärtsbewegung aus jeder Stellung sollte sich der Körper direkt entlang der Mittellinie bewegen. Das Verlagern zu einer Seite ist ein verbreiteter Fehler, den viele *Tàijí*-Praktizierende machen.

Damit man sich vorwärts bewegt, müssen beide Fußgelenke, Knie und Hüften gleichzeitig „loslassen" und sich im gleichen Verhältnis weiter entspannen. Die *Kuàgen* (Hüftgelenke) sinken senkrecht nach unten und das Steißbein sollte nach unten drücken, so dass neben einer Bewegung nach unten auch eine nach vorn erzeugt wird, was das vordere Knie wegdrückt. Genau diese Aktion verbindet die Füße mit dem Boden und erzeugt Kompression im hinteren Bein. Wichtig ist, dass während der gesamten Verlagerung das hintere Knie in einer Linie mit den Zehen des hinteren Fußes bleibt. Die Vorwärtsbewegung ist abgeschlossen, wenn das vordere Knie in eine Linie über den vorderen Zehen steht; und das stellt den optimalen Zeitpunkt für *Fājìn* (das Freigeben der entspannten Kraft) dar.

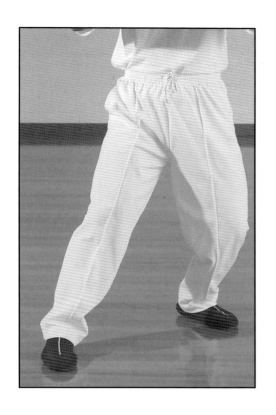 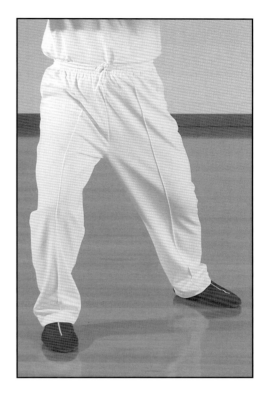

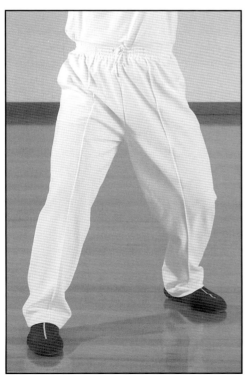 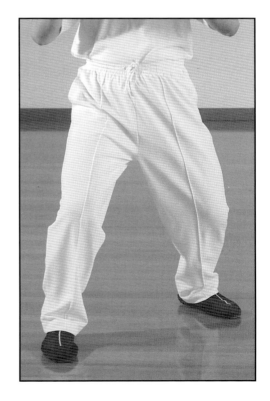

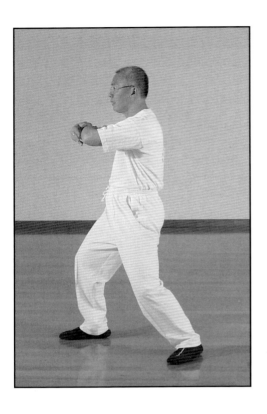

Vorhergehende Seite oben
Demonstration von:
Von einer Seite zur anderen verlagern
bei der Vorwärtsbewegung

Vorhergehende Seite unten
Demonstration von:
Korrekte Bewegung nach vorne,
entlang der Mittelliniee

Diese Seite Demonstration von:
Korrektes Zurücksetzen, aufrecht bleibend
und sich von den Armen wegbewegend

Äußere Seite Demonstration von:
Falsches Zurücksetzten vom
Gesäß her ziehend

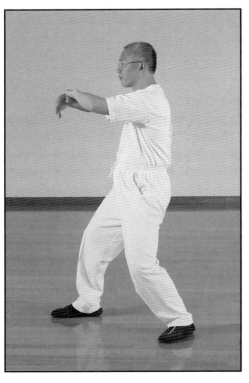

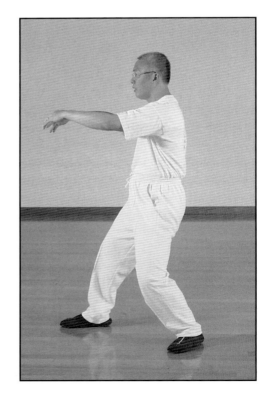

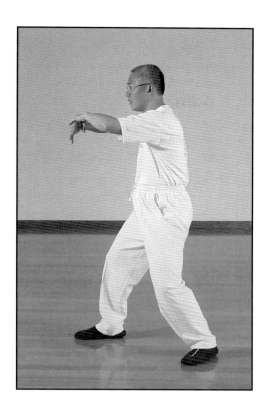 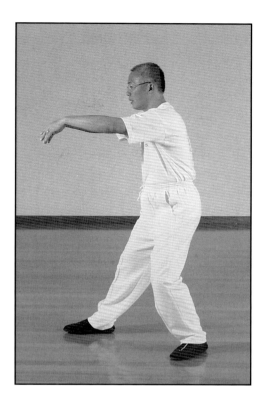

Bewegungen nach hinten:

Wie in der Bewegung nach vorn folgt das Sichzurücksetzen der Mittellinie entlang. Die Bewegung nach hinten wird eingeleitet durch das gleichzeitige Setzen und Zurückziehen beider Hüftgelenke, abgestimmt mit der Entspannung beider Fußgelenke und Knie. Dies stellt sicher, dass der Körper aufrecht bleibt. Ist die Bewegung nach hinten durch ein Zurückdrücken vom vorderen Fuß her hervorgebracht worden oder durch ein Zurückziehen des Gesäßes, wird sich der Oberkörper sehr wahrscheinlich neigen. Weiterhin ist darauf zu achten, dass das hintere Knie nicht nach oben gedrückt wird oder die Hüfte beim Zurücksetzen blockiert. Beides wird die Verbindung des hinteren Fußes mit dem Boden verringern. Misslingt es, das vordere Knie beim Zurückbewegen zu entspannen, hat das eher ein leichtes Anheben zur Folge als die erforderliche leichte Bewegung nach unten.

Schritt nach vorn:

An der Übergangsstelle, unmittelbar bevor man in den Bogenschritt geht, wendet sich der Körper einer Ecke zu. Wenn man beim Fußheben nicht ins Schwanken geraten möchte, muss das Körpergewicht vollständig auf dem hinteren (substanziellen, gehaltvollen) Fuß sein, während beide Hüftgelenke entspannt sitzen. Jedes Festhalten entweder der substanziellen Hüfte oder der nicht substanziellen wird den Körper veranlassen sich seitwärts zu neigen.

Das Setzen des vorderen (leeren) Fußes nach vorn wird abgestimmt mit der mentalen Aufmerksamkeit auf das Sinken in den hinteren (substanziellen) Fuß. Das hindert die Hüften

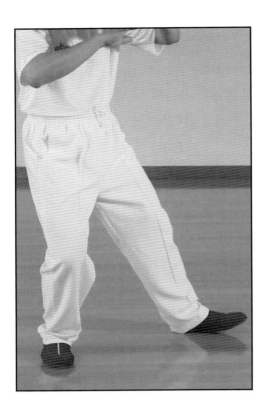

Diese Seite – Demonstration von:

Schritt nach vorn, mit den Zehen zu schnell am Boden und vorwärts schwingend

Äußere Seite – Demonstration von:

Korrekter Schritt nach vorn, mit Zehen und Knien gleichzeitig ankommend, danach wird der hintere Fuß auf 45° ausgerichtet

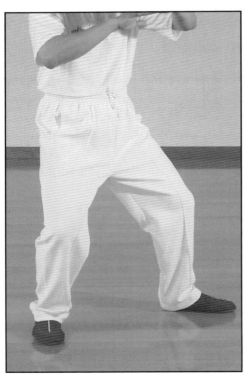

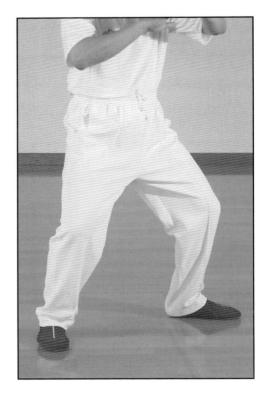

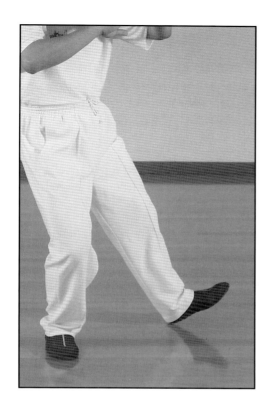 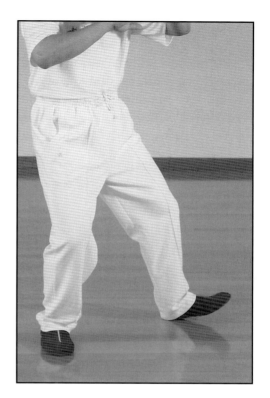

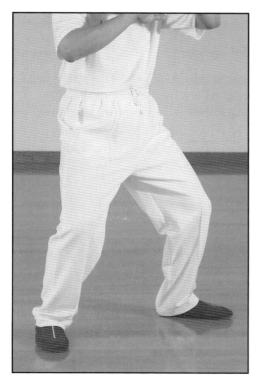 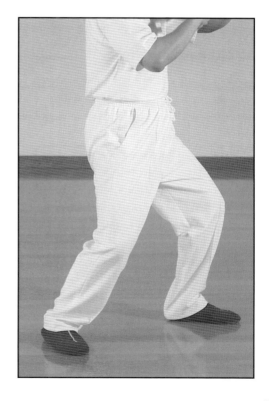

am Hochkommen und stellt sicher, dass Verwurzelung und Stabilität während des Übergangs aufrechterhalten bleiben. Sobald die Ferse des vorderen (nicht substanziellen) Fußes den Boden berührt, müssen beide Hüftgelenke senkrecht nach unten fallen, um die Bewegung nach vorn im vorderen (nicht substanziellen) Knie zu bewirken. In dem Moment, in dem die Zehenspitzen des vorderen Fußes den Boden berühren, sollte das vordere Knie vertikal über den Zehen in einer Linie ausgerichtet sein. An diesem Punkt befindet sich der Körper in der Mitte, noch immer in eine Ecke gerichtet, und das Gewicht ist fünfzig zu fünfzig verteilt.

Der hintere Fuß dreht dann die Ferse so ein, dass die Zehen in einem Winkel von fünfundvierzig Grad stehen (bzw. fünfzehn Grad, wenn beide Fersen für die diagonalen Stellungen ausgerichtet sind).

Um sich in die endgültige Richtung der Stellung nach vorn zu drehen, sinken die Hüften nach unten und das hintere Knie gibt nach, so dass sich das Bein beugt und in den hinteren Fuß Kompression aufbaut. Währenddessen wird das vordere Knie direkt über den vorderen Zehen gehalten. Das hintere Knie muss in einer Linie zu den hinteren Zehen ausgerichtet bleiben, so dass der hintere Fuß vollen Kontakt mit dem Boden behält und die substanziell-gehaltvolle Hüfte offen bleibt. Dreht man sich nach vorne in die Stellung, ist sicherzustellen, dass sich Basis und Körper um die mittlere Achse drehen, während man darauf achtet, nicht entweder nach vorn oder zur Seite zu drängen. Im Moment des *Fājìn* (Freigebens) sollte die Gewichtsverteilung zu fünfundfünzig Prozent im hinteren und zu fünfundvierzig Prozent im vorderen Fuß sein.

In einem fortgeschrittenen Stadium verbindet sich das Eindrehen in die Stellung mit der Anpassung des hinteren Fußes.

Schritt nach hinten:

Beim Schritt nach hinten - in Stellungen wie *Niǎn Hóu* (den Affen abwehren), *Tuì bù kuā hǔ* (Schritt zurück und den Tiger reiten) und im Übergang zu *Yòu fēn jiǎo* (den rechten Fuß heben) - wird die physische Gewichtsverlagerung mit einem kontinuierlichen Sinken der mentalen Aufmerksamkeit in den substanziellen Fuß synchronisiert. Die Hüften bleiben immer entspannt und gesetzt, um Stabilität und Verwurzelung während des Überganges bereitzustellen. Es sollte darauf geachtet werden, den Körper aufrecht zu halten, während der Fuß sich nach hinten bewegt. Die Zehen müssen den Boden zuerst berühren, direkt gefolgt vom gleichzeitigen Entspannen beider Fußgelenke, Knie und Hüftgelenke. Dies erzeugt und verbindet die Bewegung des Oberkörpers nach hinten mit der Gewichtsverlagerung in den hinteren Fuß und ermöglicht dem Körper ganz und gar aufrecht zu bleiben. Sowohl die körperliche Bewegung als auch die Gewichtsverlagerung sollten exakt in dem Moment beendet sein, in dem die hintere Ferse den Boden berührt

Äußere Seite – Demonstration von:
Korrekter Schritt zurück, die Gewichts
verlagerung mit der Körperbewegung
synchronisiert

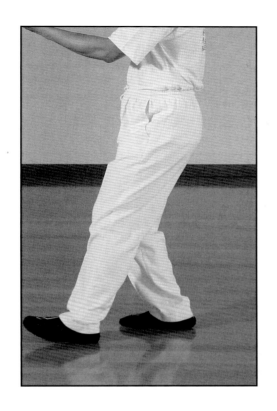
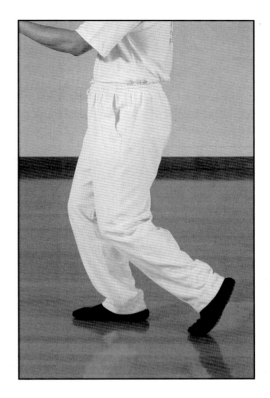
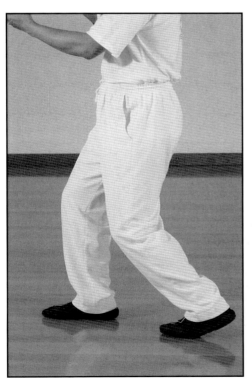
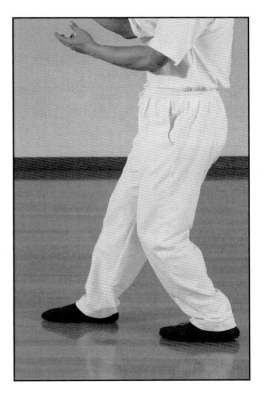

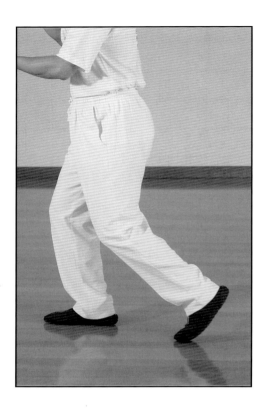

Demonstration von:

Nicht synchronisierter Schritt zurück, mit der Ferse am Boden, bevor die Gewichtsverlagerung beendet ist

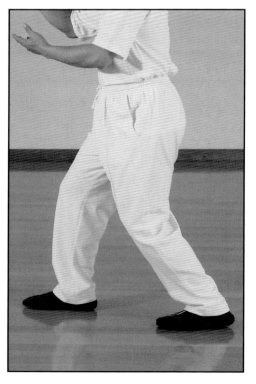

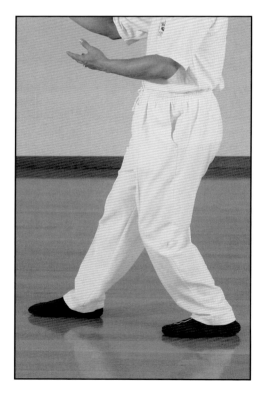

Das Heben des Beins für den Tritt:

Führt man einen Tritt aus, müssen das gewichttragende Bein im Knie gebeugt bleiben und die Hüfte gesetzt Jedes Strecken des Beines, Hochdrücken des Hüftgelenkes oder Kippen des Beckens wird zu Instabilität und zu Verlust der Verwurzelung führen.

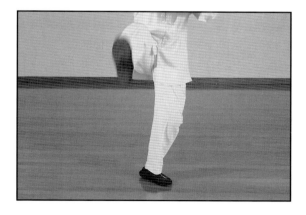

Demonstration von:

Tritt Fegender Lotus mit dem gewichttrageden Bein gebeugt und den Hüften gesetzt

Die Körperbewegung grundsätzlich:

Der Körper wird mit der Basis verbunden durch das Entspannen und Setzen der Hüften. Sowohl die Bewegungen des Körpers nach vorne als auch nach hinten werden durch die Basis (die Beine) eingeleitet.

Um *Zhōngzhèng* (das zentrale Gleichgewicht) beizubehalten, muss der Körper (wie im vorigen Kapitel detailliert beschrieben) immer aufrecht bleiben, sowohl bei den Übergängen, als auch in den Stellungen und während des *Fājìn* (des Freigebens).

Den Körper drehen:

Es gibt hauptsächlich zwei Prinzipien, die das Drehen des Körpers anleiten.

1. Die Drehung wird durch *Kuà* (die Hüftgelenke) und *Yāo* (die Taille) eingeleitet. Viele *Tàijí*–Bücher empfehlen die Drehung nur von der Taille aus. Dreht man jedoch von der Taille her, ohne dass man die Hüften dreht, verdreht sich der Körper. Die richtige Methode ist es, aus den *Kuà* (Hüftgelenken) zu drehen und die Taille mitzudrehen, was den Körper ausrichtet und den Armen ihre Richtung gibt.

2. Der Mühlstein dreht sich, die Achse [dreht sich] jedoch nicht: Man visualisiere den Körper als einen Mühlstein. Man stelle sich eine Linie vor, die vom *Níwán* (vom Scheitelpunkt) durch den Körper läuft und sich mit dem *Huìyīn* (Perineum)-Meridianpunkt verbindet. Diese Linie wird als Achse (Drehachse) innerhalb des Körpers dienen. Beim Drehen visualisiert man den Körper als sich um die Mittelachse drehend.

Wenn diese beiden Prinzipien beachtet werden, kann sich der Körper nach links oder rechts drehen, dennoch dabei aufrecht und auf einer Ebene bleiben und das Zentrum des Gleichgewichts bleibt erhalten.

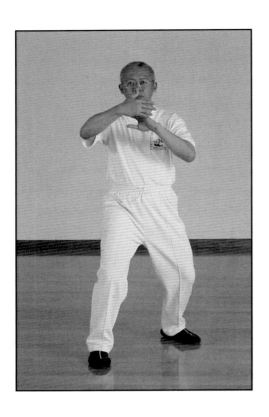

Demonstration von:

Korrektes Drehen von den Hüften her, während Körper, Kopf und Arme sich als Einheit bewegen

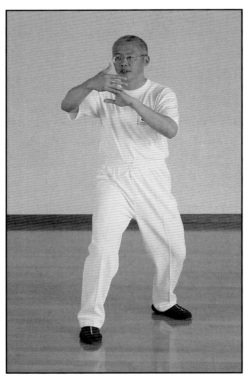 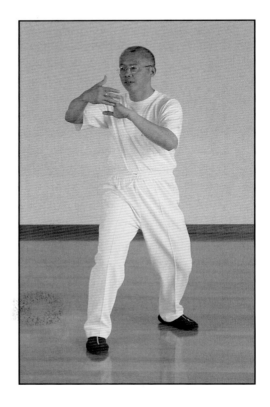

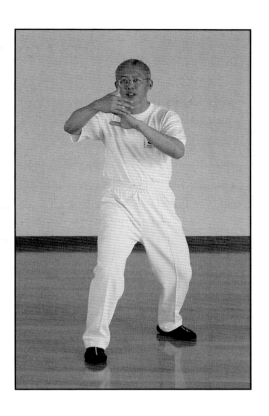

Demonstration von:

Falsches Drehen von den Schultern her,
während der Kopf der Bewegung nicht folgt,
was den Oberkörper verdreht

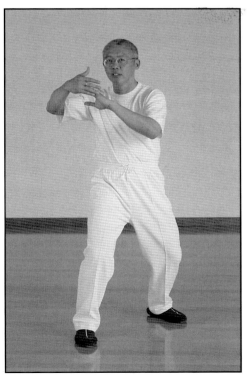

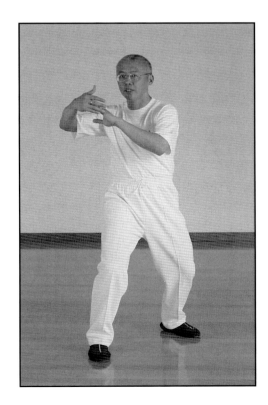

Die Bewegung der Arme:

„Wenn sich die Arme bewegen ist es kein *Tàijí*-“ hat *Cheng Man-ch'ing* häufig *Yang Cheng-Fu* und *Yang Pan Hou* zitiert. Das bedeutet nicht, dass sich deine Arme beim *Tàijí* nicht bewegen, sondern dass die Arme sich nicht unabhängig bewegen.

Mein Lehrer *Huang Sheng-Shyan* hat oft gesagt: "Wenn die Bewegung nicht von der Basis eingeleitet wird, sollte es auch keine Bewegung der Arme geben“.

Jede Bewegung der Arme nach oben hat ihren Ursprung in den Füßen, wird in den Beinen verstärkt, fließt dann wellenartig durch den Körper und findet schließlich in den Fingern ihren Ausdruck, indem man die Schultern entspannt und senkt und die Ellenbogen fallen lässt.

Bewegungen der Arme nach unten beginnen mit der Entspannung der Füße, was den Raum dafür schafft, dass die Fußgelenke, Knie und Hüftgelenke entspannen und hineinsinken. Dieses wird sofort von dem Schmelzen der Muskeln des Körpers begleitet und von dem Sinken der Schultern. Schließlich fallen die Ellenbogen, und die Handgelenke setzen sich (die Fingerspitzen werden leicht angehoben).

Die Bewegung der Arme nach links, nach rechts oder im Kreis werden alle durch die Drehung der Hüften, der Taille und des Körpers eingeleitet, alle aufeinander abgestimmt, während man die Schultern entspannt und senkt und die Ellenbogen fallen lässt.

Damit die Arm- und Schulterbewegungen verbunden werden und nicht bloß koordiniert, müssen sich, sobald sich die Arme bewegen, die Schultern entspannen und senken. Um den Körper mit der Basis zu verbinden, müssen die *Kuà* (Hüften) gesetzt sein und eine Welle der Entspannung muss durch den Rumpf nach unten fließen.

Die Bewegung während des *Fājìn* aus den Bogenschrittstellungen:

Während des *Fājìn* aus dem Bogenschritt mit dem linken Bein hinten streckt sich das linke Bein nur leicht. Während des gesamten Freisetzens verbleibt das linke Knie in einer Linie mit den Zehen des linken Fußes. Deshalb muss das linke *Kuà* (die linke Hüfte) gesetzt und geöffnet bleiben, darf dabei aber nicht herausgeschoben werden.

Währenddessen bleibt das rechte Knie in einer Linie mit den vorderen Zehen. Die rechte Hüfte bleibt entspannt und gesetzt, so dass, wenn die Kraft des linken Fußes durch den rechten Arm freigegeben wird, die Kraft im rechten Fuß gespeichert wird. Sobald die originale Freisetzung abgeschlossen ist, prallt dadurch, dass man weiter sinkt, eine weitere Welle der Kraft vom rechten Fuß zurück durch den linken Arm, die linke Hand. Wenn die vordere Hüfte während des *Fājìn* vom hinteren Fuß herausgeschoben wird, wird kein Sinken in den vorderen Fuß stattfinden; deshalb wird der Kreislauf der Kraft unterbrochen werden.

Wenn der rechte Fuß hinten steht und der linke vorn, so verläuft der Prozess spiegelbildlich zu der oben gegebenen Beschreibung.

Während des *Fājìn* muss der Körper entspannen und der Brustkorb weich werden; die Schultern sinken und die Ellenbogen fallen nach unten. Mit dem Senken der Ellenbogen wird die Kraft spiralförmig in die Basis des Gegners gelenkt und bricht dessen Wurzel.

Jegliche überflüssige Anspannung in der Oberkörpermuskulatur behindert die Kraft, während sie durchjene Region fließt. Jedes Anheben der Schultern löst die Verbindung zwischen Armen und Körper, was dazu führt, dass die Kraft aus der Basis nicht in die Arme durch bis zu den Fingerspitzen übertragen werden kann. Der physische Prozess des *Fājìn* (Freisetzens) erfordert keine weitere Gewichtsverlagerung nach vorn. Mit anderen Worten, der Körper soll nicht durch Schieben mit dem hinteren Bein nach vorn bewegt werden. Ebenso ist es unnötig, den Körper nach unten zu drücken.

Demonstration von:
Nicht verfeinertes Stoßen,
durch Streckung des hinteren Beines erzeugt,
was den Körper veranlasst,
sich nach vorn zu lehnen

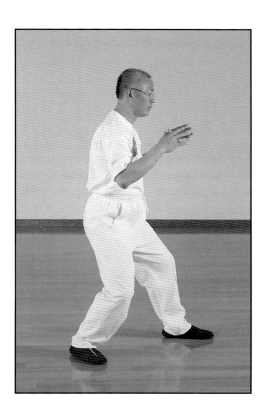
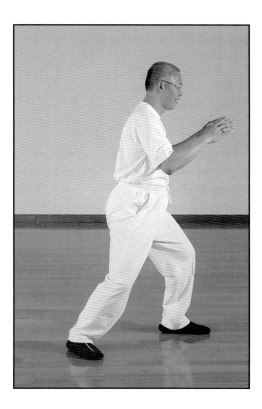

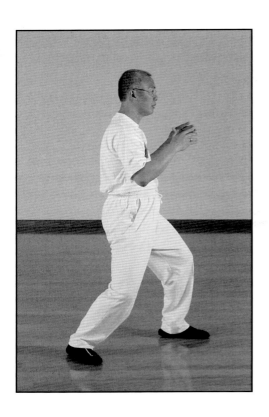

Demonstration von:

Verfeinertes Fājìn, allein durch das hintere Bein erzeugt, das sich nur um maximal 5 cm aufrichtet; und die Schultern fallen, um die Arme loszuschicken

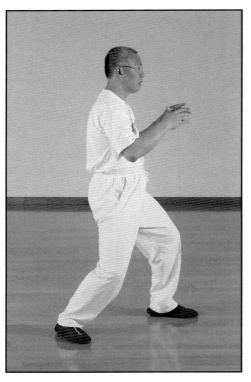

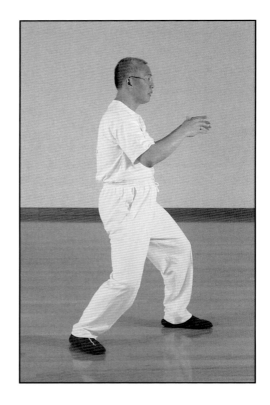

Die Bewegung während des *Fājìn* aus den Stellungen auf einem Bein:

Das Freigeben der entspannten Kraft aus Stellungen wie *Tí shǒu* (Hände heben), *Lǔ* (Zurückrollen), *Shǒu huī pí pá* (Laute spielen) und *Niǎn Hóu* (Affen abwehren) wird durch das *Chén* (Sinken) der mentalen Aufmerksamkeit in den Fuß erzeugt, der vollen Kontakt zum Boden hat. Das Bein des substanziell-vollen Fußes muss leicht gebeugt bleiben (nicht gestreckt) und beide Hüftgelenke müssen entspannt und gesetzt sein. Wie immer beim *Fājìn* muss der Oberkörper aufrecht und entspannt sein, die Schultern gesenkt und die Ellenbogen nach unten gefallen.

Atmen:

Eine der ersten Fragen, die ich *Huang Sheng-Shyan* direkt stellte, betraf das Atmen. Seine Antwort war: „Lasse es natürlich sein, erzwinge es nicht." Zu anderen Gelegenheiten hat er gesagt: „Wenn man entspannt und ruhig ist, sollte man sogar das Geräusch der eigenen Atmung nicht hören können."

Wir alle sind mit der natürlichen Fähigkeit geboren worden zu atmen, deshalb ist es unnötig zu lernen, wann wir ein- oder ausatmen.

Beim *Tàijí* erfolgt das lange und feine Atmen hinunter zum *Dāntián* auf eine natürliche Art und Weise, wenn man wirklich entspannt ist. Wenn man sich unterhält, denkt man nicht darüber nach, bei welchem Wort man ein- und bei welchem Wort man ausatmet. Wenn man an das Atmen denken muss, ist das nicht natürlich.

Vielleicht kommt die moderne Fixierung des *Tàijí* auf das Atmen von einer Fehlinterpretation des *Qì* her, das ursprünglich „aufsteigender Dampf" bedeutet. Daraus haben sich zwei gebräuchliche Bedeutungen ergeben, die das gleiche chinesische Schriftzeichen (氣): haben: Atem und Energie. In dem Sinnzusammenhang, der in den gesamten klassischen Schriften gebraucht wird, sollte *Qì* mit Energie übersetzt werden.

Nach meinem Wissen gibt es nur einen Bezug zum Atmen in den klassischen Schriften: „Nur mit der Fähigkeit ein- und auszuatmen gibt es Beweglichkeit" (aus ‚Das Verständnis der dreizehn Stellungen').

Zu der Zeit, als die klassischen Schriften geschrieben wurden, wäre wahrscheinlicher das Schriftzeichen (呼) für *Hū* benutzt worden, um sich aufs Atmen zu beziehen.

Der Geist:

Beim *Tàijí* müssen wir verschiedene Funktionen des Geistes unterscheiden, nämlich *Yì* (Absicht), *Tīng* (Gewahrsein) und *Xīn* (Bewusstsein), genauso wie die Differenz zwischen bewussten und unterbewussten Zuständen.

Bevor man irgendeine Aktion tatsächlich ausführt, gibt es erst *Yì* (eine Absicht) sie durchzuführen. Um beispielsweise auf die Toilette zu gehen, denkt man zuerst daran, gefolgt vom Dorthingehen. Man geht nicht erst und hat dann den Drang zu gehen. Auf die gleiche Weise muss man auch beim *Tàijí*, bevor man irgendeine Bewegung beginnt, erst eine Absicht haben, die die Bewegung motiviert. Dem *Yì* muss *Tīng* folgen, ein bewusstes Gewahrsein der tatsächlichen Ausführung der Bewegung. *Yì* (Absicht) ist das „Planen" und *Tīng* (Gewahrsein) ist die Richtung der Aufmerksamkeit auf die tatsächliche Ausführung. Eine Absicht ohne Gewahrsein ist im *Tàijí* als *Sǐ Yì* (toter Geist) bekannt, ein Geist ohne Leben.

Es kommt durch den bewussten Geist, dass wir ein Verständnis für die Veränderungen erlangen, die die Bewegungen hervorbringen. Der Kreislauf des *Qì* wird durch den bewussten Geist gepflegt. Wenn die mentale Aufmerksamkeit (das Gewahrsein) wandert, fließt das *Qì*. Auch die Entspannung des Körpers wird durch den bewussten Geist gefördert, indem man das Gewahrsein vom Körper nutzt, um die Anspannung im Körper loszulassen.

Das Unterbewusstsein ist eine spätere Entwicklung durch den Gebrauch des bewussten Geistes. Am Anfang gebraucht man den bewussten Geist, um die Veränderungen auszulösen und zu synchronisieren, die die *Tàijí*-Bewegung hervorbringen. Er ist es, der das *Qì* bewegt, er steuert die Entspannung, überprüft die Verbindungen und, ob man zentriert ist. Nach längerer Übung wird alles natürlich; so dass ein bewusstes Wahrnehmen von allem was passiert, nicht mehr notwendig ist. Was erfolgen soll, geschieht, ohne dass man sich dessen bewusst sein muss. In diesem sehr fortgeschrittenen Stadium werden die Bewegungen spontan. Dies ist dann der Moment, von dem an das Unterbewusstsein Aufgaben des bewussten Geistes übernommen hat.

Beim ersten Erlernen des *Tàijí* ist es unwahrscheinlich, eine klare *Yì* (Absicht) oder viel *Tīng* (Gewahrsein) von den Bewegungen zu haben. Um Fortschritte zu machen, muss man sowohl die Absicht als auch das Gewahrsein von den eigenen Bewegungen weiterentwickeln. Erst wenn die Bewegungen zur zweiten Natur (unbewusst) werden, dabei trotzdem völlig präzisebleiben, dann wird man nicht länger bewusste Intention oder Aufmerksamkeit benötigen.

Xīn (Bewusstsein) zu entwickeln ist vielleicht die höchste Ebene der mentalen Phase des *Tàijí*. Eines der ersten Dinge, die *Huang Sheng-Shyan* mir erzählte, war: „Dein Fortschritt im *Tàijí* hängt davon ab, wie du als Mensch bist." Zu dieser Zeit nahm ich diese Bemerkung sehr skeptisch auf, später auf meiner *Tàijí*-Reise begann ich jedoch die Wahrheit darin zu erkennen.

Es wurde klar, dass es nötig war, das eigene Ego zu überwinden, insbesondere Stolz, Egoismus, Eifersucht - und, subtiler: - das Bedürfnis, andere zu beherrschen. Wenn wir diese Hürden überwinden können, dann wird unser *Xīn* (Bewusstsein) klar und unser *Qì* harmonisch.

Dann können wir wahrhaft entspannen und in Harmonie mit uns selbst sein, mit anderen, mit der Gesellschaft und dem Universum. Wir werden nicht nur fähig sein, das Zentrum des Gleichgewichtes in unserem Körper zu entdecken, sondern, was noch wichtiger ist, das Zentrum des Gleichgewichtes innerhalb des Geistes. Auf diese Weise werden Geist und Körper eins, man erreicht Handeln ohne Handeln. Genau wie die klassische Schrift von Wang Ts'ung-Yueh rät: „... vergiss dich selbst und folge dem anderen". Folge dem *Xīn* (Herz / Bewusstsein) und *Yì* (dem Geist).

Spirituelle Entwicklung im *Tàijí* bedeutet nicht, auf ein geheimnisvolles Wesen zu warten, das in deinen Körper eindringt und Erleuchtung bringt; sie harmonisiert mit allem und jedem um dich herum. Indem man dies vollbringt und alles natürlich sein lässt, wird man eher die *Tàijí*-Prinzipien leben als bloß physisch *Tàijí* ausüben. Dann wird die Form formlos geworden sein.

Die Erd-Ebene des *Tàijí* entwickelt den Fluss des *Qi* (Energie) im Körper, während man die Bewegungen der *Tàijí*-Form ausführt. Beim Üben auf der Erd-Ebene müssen die Prinzipien der Mensch-Ebene fortentwickelt werden, damit Struktur und Ausrichtung beibehalten werden und damit das *Qì* zirkulieren kann.

Qì ist die Lebensenergie, die von Natur aus unseren Körper ständig durchfließt. Obwohl das chinesische Schriftzeichen gleich geschrieben wird, unterscheidet diese sich von dem *Qì*, das wir atmen.

In der klassischen Schrift ‚Das Verständnis der Dreizehn Stellungen' steht: „Das *Yì* (die Intention, Absicht) bewegt das *Qì*" und weiterhin : „Das *Qì* bewegt den Körper." Der Fluss des *Qì* wird also dadurch erreicht, dass man Absicht und bewusste Aufmerksamkeit einsetzt.

Um dies zu erreichen, muss zuerst *Shén* (der Geist) innerlich gesammelt werden. Das erfordert, dass man die Aufmerksamkeit ins Innere des Körpers lenkt, den Kopf von anderen Gedanken befreit und vermeidet, dass die Gedanken abschweifen. Dann wird man in einen Zustand der Meditation in Bewegung eintreten.

Damit das *Qì* durch den Körper fließen kann, muss es eine Absicht geben, das *Qì* in Bewegung zu setzen. Dies geschieht durch die bewusste Bewegung der mentalen Aufmerksamkeit. Gibt es nur die Absicht, ohne bewusste Aufmerksamkeit, kann das *Qì* stagnieren. Ist andererseits die Absicht oder die Aufmerksamkeit zu intensiv, führt uns das zurück in die Steifheit.

Auf der ersten Stufe der Erd-Ebene sammelt man das *Qì* im *Dāntián*, das sich etwa fünf Zentimeter unterhalb des Bauchnabels befindet und – was die Tiefe betrifft – im Verhältnis eins zu zwei näher beim Nabel liegt als beim Rückgrat. Das *Dāntián* ist auch als das „Meer des *Qì*" bekannt.

Um das *Qì* in das *Dāntián* hineinsenken zu können, muss der physische Körper entspannt, aufrecht und völlig verbunden sein, wobei *Wěilǘ* (das Steißbein) eingezogen ist. Auf dieser Stufe müssen die Praktizierenden, bei jeder Bewegung der Form, die sie praktizieren, eine Welle von fließendem *Tīng* (bewusster Aufmerksamkeit) vom *Níwán* (dem Scheitelpunkt) durch den Körper in die Beine und Füße senden. Wenn *Tīng* (die geistige Aufmerksamkeit) den Rumpf des Körpers durchwandert, belässt man für einige Sekunden eine leichte Aufmerksamkeit beim *Dāntián*. Dies hat den Zweck, das *Qì* im *Dāntián* zu sammeln und darf nur mit einem leichten Bewusstsein davon geübt werden Man darf dafür keinerlei Gewalt oder übermäßige Konzentrationaufwenden, nur eine leichteKonzentration sollte benutzt werden. .

Hat man das *Qì* erst einmal im *Dāntián* gesammelt, kann es in die anderen Teile des Körpers verteilt werden. Die Fähigkeit, dass man das *Qì* durch die Beine in die Füße, durch *Yǒngquán* (den Punkt der sprudelnden Quelle) und in den Boden schickt, ist der Beginn der zweiten Stufe der Erd-Ebene und ist ein innerer Prozess im *Tàijí*, bekannt als *Chén* (Sinken). Es ist dieser Vorgang, durch den sich der Praktizierende mit der Erde verbindet, um sich „ihre Energie zu leihen", was dann das *Jìn* (die entspannte Kraft des *Tàijí*) produziert. Ohne *Chén* (inneres Sinken) kann kein *Jìn* produziert werden.

Zum ersten Mal wird das Sinken gelehrt, wenn man sich in eine Stellung hineinbewegt, bevor man die Kraft freigibt. Steht man beispielsweise im Bogenschritt zu Stellungen wie *Péng* (Abwehren), *Jǐ* (Drücken) oder *Àn* (Stoßen), schickt man eine Welle geistiger Aufmerksamkeit von dem *Níwán* (dem Scheitelpunkt) los, die dann durch Körper, *Dāntián*, Beine in beide Füße herunterströmt, durch *Yǒngquán* (den Punkt der sprudelnden Quelle) tief in den Boden unter beide Füße. Als Ergebnis sollte es ein spürbares Ansteigen des Drucks beider Füße gegen den Boden geben, was wir ‚Wurzeln' nennen.

In gleicher Weise breitet sich in Stellungen, in denen das Gewicht nur auf einem Fuß lastet (z.B. wenn nur ein Fuß Kontakt zum Boden hat), die Welle der Aufmerksamkeit durch den substanziellen Fuß tief in den Boden aus. Auch hier sollte die Verwurzelung dieses Fußes zunehmen.

Hat man in den Stellungen deutlich erfahren, wie das *Qi* in den Boden sinkt, dann kann es auch während der Übergänge der Form geübt werden. Beim Zurücksetzen schickt man eine Welle der Aufmerksamkeit vom *Níwán* den Körper hinab durch das hintere Bein, durch *Yǒngquán* (den Punkt der sprudelnden Quelle) des hinteren Fußes hindurch tief in den Boden. Wenn man sich nach vorn bewegt, sendet man eine Welle von Aufmerksamkeit vom *Níwán* (Scheitelpunkt) durch den Körper hinab, durch die Beine in die Füße und richtet die Aufmerksamkeit tief in den Boden unter beide Füße. Bei einem Schritt nach vorn oder nach hinten schickt man die mentale Aufmerksamkeit in den Boden unter den Fuß, der mit dem Boden verbunden ist. Mit zunehmender Übungserfahrung wird es möglich, den Prozess des Sinkens sowohl in den Übergängen als auch in den Stellungen auszuüben, wobei sich verschiedene Wellen von bewusster Aufmerksamkeit überschneiden, die sowohl während des Übergangs, als auch in der Stellung in den Boden sinken.

Wenn man anfängt am Sinken des *Qì* zu arbeiten, ist die Kontinuität der körperlichen Bewegungen in der Form nicht so wichtig. Die Konzentration liegt darauf, die Aufmerksamkeit in den Boden unter die Füße sinken zu lassen. Dieser Vorgang sollte abgeschlossen sein, bevor man sich in die nächste Stellung bewegt.

Die dritte Stufe der Erd-Ebene zielt darauf ab, das *Qì* vom Boden bis in die Fingerspitzen zurückzuziehen. Dieser Prozess wird auch mit „sich Energie von der Erde leihen" bezeichnet . *Huang Sheng-Shyan* betonte regelmäßig, dass man beim *Chén* (inneren Sinken) das *Qì* immer in den Boden schickt und man beim Nach-oben-ziehen das *Qì* immer bis zu den Fingerspitzen hin ausbreitet.

Sobald das Senken des *Qì* in Füße und Boden in einer beliebigen *Tàijí*-Stellung abgeschlossen ist, stellt man sich vor, wie es vom Boden durch *Yǒngquán* (den Punkt der sprudelnden Quelle) der Füße zurückprallt, die Beine hinauf, durch den Körper, die Schultern, Arme und in die Fingerspitzen.

Während dieses Vorgangs müssen die Füße fest mit dem Boden verbunden bleiben, der Körper muss aufrecht bleiben und das Zentrum des Gleichgewichts muss beibehalten werden. Auch müssen die *Kuà* (Hüftgelenke) sitzen, der Rumpf des Körpers entspannt, die Brust von innen her weich, die Schultern gesunken, die Ellenbogen nach unten gelassen und Handflächen und Finger entspannt sein. Wird nur eines davon nicht beibehalten, so wird dies den Fluss des *Qì* unterbrechen und es daran hindern, die Fingerspitzen zu erreichen.

Die Theorie der „Überkreuzausrichtung" (Überkreuzverbindung) erfordert, dass das *Qì* aus dem linken Fuß bis in die Fingerspitzen der rechten Hand durchfließt und dass das *Qì* aus dem rechten Fuß bis in die Fingerspitzen der linken Hand durchfließt. Belegt wird dies in Wang Ts'ung-Yuehs klassischer *Tàijí*-Schrift, die besagt: „Ist die Linke substanziell, ist die Linke nicht substanziell, und ist die Rechte substanziell, ist die Rechte nicht substanziell".

Auf der letzten Stufe der Erd-Ebene geht es darum, das *Qì* vom *Dāntián* aus durch den *Huìyīn*-Meridianpunkt (Perineum) in die drei Tore zu bewegen: *Wěilǚ* (Steißbein), *Yùzhěn* (Hinterkopf) und *Níwán* (*Bǎihùi*). Die Meridiane *Ren* (vordere Mittellinie) und *Du* (hintere Mittellinie) werden auf diese Weise verbunden. Hat man das *Qì* über einen längeren Zeitraum im *Dāntián* gesammelt, wird es auf natürliche Weise durch *Huìyīn* in diese drei Tore fließen.

Auch hierfür ist weiterhin von größter Bedeutung: Den Körper aufrecht und das Steißbein eingezogen zu halten, das Kinn zurückgenommen und das Bewusstsein auf den Scheitelpunkt gerichtet zu halten. Wenn ich die Form übte, hat mir *Huang Sheng-Shyan* des Öfteren eine leere Streichholzschachtel auf meinen Scheitelpunkt gelegt, um damit das Anheben des *Shén* (Geistes) herbeizuführen.

Wenn schließlich der Prozess auf der Erd-Ebene völlig natürlich abläuft, dann ist es für die bewusste Absicht oder die mentale Aufmerksamkeit nicht länger nötig, das *Qì* in Bewegung zu setzen. Auf dieser Stufe fließt das *Qì* unterbewusst, so dass „das *Qì* ständig in jedem Teil des Körpers ist".

Es ist das Ziel der Himmel-Ebene, durch *Tuīshǒu* (Fühlend-schiebende Hände) das Einfühlungsvermögen für einen Partner zu erweitern und dabei immer mehr Feingefühl zu entwickeln. Es geht dabei um die Ausbildung der Fähigkeit, von außen wirkende Kräfte zu hören und zu erspüren, weiterhin darum, dass man ein Verständnis für die einwirkenden Kräfte und die Reaktionen des eigenen Körpers auf sie entwickelt.

Der „Himmel" entwickelt drei Fähigkeite: *Tīngjìn* (hörende Energie), *Dǒngjìn* (verstehende Energie) und *Shénmíng* (spirituelle Klarheit).

1.   *Tīngjìn* (Die hörende Energie):

Damit man die Kräfte „hören" kann, muss ein Kontakt von mir zu meinem Trainingspartner hergestellt sein, der alle Elemente des Kleben/Haftens, Sich-Verbindens, Nicht-Widerstand-Leistens und Nicht-die-Verbindung-Lösens umfasst.

Nián: Haften; ständig mit der Kraft ‚in Kontakt' bleiben oder an ihr ‚kleben'. Dies ist sowohl für den Angriff als auch beim Zurückziehen nötig, egal ob man vorrückt oder nachgibt/neutralisiert.

Lián: Sich mit dem Zentrum/der Wurzel des Partners verbinden in beidem, sowohl während als auch nachdem ein Angriff neutralisiert wurde. Trifft eine Kraft von vorn auf den Körper, muss man dieser nachgeben und sie neutralisieren – und dabei den Kontakt beibehalten. Zieht sich der Partner zurück, folgt man ohne den Kontakt zu seinem/ihrem Zentrum zu verlieren. In beiden Fällen verbindet man sich hinter der Kraft des Gegners und ist in einer Position aus der man in einen Gegenangriff wechseln kann.

Weder Widerstand leisten noch Die Verbindung lösen: Dringt eine Kraft einen Zentimeter vor, während man sich nur einen halben Zentimeter zurückzieht, leistet man Widerstand. Dringt die Kraft einen Zentimeter vor, zieht man sich jedoch anderthalb Zentimeter zurück, so löst man die Verbindung. Gleichermaßen löst man die Verbindung, wenn der Gegner sich einen Zentimeter zurückzieht, man ihm aber nur einen halben Zentimeter folgt.

Nián (Kleben), *Lián* (verbinden), ‚Keinen Widerstand leisten' und 'Die Verbindung nicht lösen' stehen alle in Beziehung zueinander. Um sie zu entwickeln und so *Tīngjìn* zu kultivieren, muss man reagieren wie ein Schwamm, der sich nur soweit, wie die Kraft, die auf ihn einwirkt, bewegt und nur soweit zurückfolgt wie die Kraft, die auf ihn einwirkt, festlegt.

2. **Dǒngjìn** (Die verstehende Energie:

Eigentlich ist *Dǒngjìn* verfeinerte Form von *Tīngjìn*. Man kann die Kraft nur verstehen, wenn man sie ‚gehört' hat.

In der klassischen Schrift ‚Das Verständnis der Dreizehn Stellungen' steht: „Bewegt sich die andere [Person] nicht, dann bewege ich mich nicht. Zeigt die andere [Person] die kleinste Bewegung, dann bewege ich mich vor ihr." Dies benötigt *Dǒngjìn* und weist darauf hin, dass zeitliche Abfolge und Ausmaß aller Bewegungen unter eigener Kontrolle ist.

Um *Dǒngjìn* zu erlangen, muss man zwischen der angreifenden und der zurückweichenden Kraft zu unterscheiden lernen, damit man sowohl die Richtung der ankommenden Kraft als auch, wohin man sie führt, erkennen kann und zwischen substanziell und nicht-substanziell unterscheidet, nicht nur im eigenen Körper, sondern auch in dem des Partners.

Am Anfang geht es darum, grundlegend substanziell von nicht substanziell zu unterscheiden, indem man sowohl im eigenen Körper als auch in dem des Gegners rechts von links sowie oben von unten unterscheidet. Schließlich sollte man fähig sein, substanziell und nicht substanziell schon im Bereich einer Fingerspitze wahrzunehmen.

Nachgeben und Neutralisieren: - Nachzugeben heißt den Abstand zum Partner zu vergrößern, wodurch die einwirkende Kraft abgeschwächt wird, ohne dass man dabei jedoch den Kontakt verliert. Neutralisieren bedeutet, diese Kraft unwirksam zu machen. Um Nachgeben und Neutralisieren zu verstehen, müssen wir zwei Verse in Wang Ts'ung-Yuehs klassischer Schrift in Betracht ziehen: „Eine Feder kann man nicht hinzufügen" und „Eine Fliege kann sich nicht niederlassen". Diese Verse machen deutlich, dass schon das Gewicht (die Kraft) einer Feder oder einer Fliege genügt, um den Körper in Bewegung zu setzen. Der Körper sollte so feinfühlig sein, dass er es keiner Kraft ermöglicht, sich auf ihm aufzubauen. Es ist nicht der Körper, der sich vor der Kraft zurückzieht, sondern es ist die Kraft, die den Körper in Bewegung setzt. Sobald eine Kraft auf irgendeinen Teil des Körpers trifft, muss sich der ganze Körper relativ zu dieser Kraft verändern, wobei sich alle Körperteile aufeinander abgestimmt bewegen.

Um Nachgeben und Neutralisieren zu erlernen, muss man zuerst fähig sein, die Kraft zu spüren, wenn sie auf dem Körper ist. Man beobachtet die eigene Reaktion darauf und gibt nach, indem man in die Richtung der Kraft zurückweicht. Dadurch vergrößert man denAbstand zum Partner und neutralisiert dann die Kraft entweder durch Drehen um die eigene mittlere Achse, womit man die Richtung der Kraft ändert, oder durch Ableiten der Kraft in den Boden. Dies beseitigt alle Kraft auf dem eigenen Körper und löst die Verbindung der Person, die angreift, aus ihrer Verwurzelung.

Mit zunehmender Übung entwickelt man die Fähigkeit zu spüren, wann die Kraft, üblicherweise von den Füßen des Gegners ausgehend, eingesetzt wird. In diesem Moment werden die Prozesse des Nachgebens und Neutralisierens mit den Bewegungen der Gegner synchronisiert, so dass man deren Kraft bereits zunichte gemacht und sie entwurzelt hat, wenn das Freigeben der Kraft abgeschlossen ist. Man ist dann in der Position zu *fājìn* (Freigeben der eigenen entspannten Kraft).

Hat man das vollendetste *Dǒngjìn* (Verstehende Energie) entwickelt, so ist man fähig, nachzugeben ohne nachzugeben und zu neutralisieren ohne zu neutralisieren, denn man hat ja gelernt, die Kraft zu verstehen, sobald sie sich nähert Bevor die Gegner körperlich „freigeben", haben sie die Absicht zu einer Bewegung und sind mental darauf festgelegt, was ihr Zentrum veranlasst, sich zu verändern. Das ist die Gelegenheit, ihre Wurzeln zu brechen, ihre Balance zu stören und - indem man gleichzeitig die eigene Kraft aussendet - sie fliegen zu lassen.

3.   **Shénmíng** (spirituelle Klarheit):

Indem man es oft auf ein Erreichen eines Zustandes der *Tàijí*–Erleuchtung bezieht, steht *Shénmíng* (die spirituelle Klarheit) für den Gipfel der Himmel-Ebene.

In diesem Stadium hat sich *Tīngjìn* (das Hören) zu einer Art intuitivem sechsten Sinn verfeinert, *Jiējìn* (die empfangende Energie) wurde kultiviert und *Fājìn* (die entspannte Kraft) ist fast vollständig zu einer inneren Kraft geworden.

Es ist wie im vollendetsten *Dǒngjìn*: Wenn sich die Gegner noch nicht bewegen, dies jedoch beabsichtigen, hast du dich bereits im Voraus bewegt.

Letztlich erlangt man die Fähigkeit „herauszubringen ohne herauszubringen", was *Fājìn* (Freigeben der entspannten Kraft) mit einer unterbewussten Ausrichtung des Geistes und ohne Anstrengung ist.

Ein wahrer Tàiji-Praktizierender kann durch sein Tuīshǒu (seine Art der Fühlend-schiebenden Hände) bestimmt werden. Wenn ein wahrer Praktizierender seinen Gegner kontrolliert, dann ist die Berührung nur leicht und dennoch ist der Gegner unfähig zu manövrieren.

Entlädt ein wahrer Praktizierender, so tut er dies ohne den Einsatz von roher Gewalt, und dennoch wird der Gegner schnell und klar über Meter wegkatapultiert. Die Person, die weggestoßen wird, fühlt die Bewegung, jedoch ohne Unbehagen dabei zu empfinden.

Weder greift ein wahrer Praktizierender seinen Gegner, noch hält er ihn fest, stattdessen haftet er an ihm wie Leim. Der Gegner kann nicht entkommen und fühlt dabei nichts in den Armen. Dies ist das wahre Tàijíquán.

Natürlich ist es auch möglich, jemanden mit roher Gewalt zu kontrollieren oder wegzustoßen. Das ermüdet jedoch und raubt den Atem. Wird man mit roher Gewalt weggestoßen, fühlt sich das unangenehm an, und der Stoß wird grob sein.

Wenn andererseits jemand rohe Gewalt einsetzt, um einen wahren Tàiji-Praktizierenden zu stoßen, so ähnelt das dem Versuch, als wolle man den Wind mit einem Netz einfangen oder einen Schatten fangen. Wenn sie immer wieder leer auftaucht, wie beim Herunterstoßen von einem Kürbis, der auf dem Wasser schwimmt, hat die Kraft nichts, auf das man sie anwenden kann. Das ist wahres Tàijíquán, es ist so verfeinert, dass andere es nur bewundern können.

— **Yang Cheng-Fu** *(aus: Chen Wei-Ming Tàijíquán)*

Alle drei Eigenschaften der Himmel-Ebene *Tīngjìn*, *Dǒngjìn* und *Shénmíng* (wie sie in dem vorangegangenen Kapitel beschrieben sind) werden durch das Praktizieren einer Reihe von Partnerübungen entwickelt, die als *Tuīshǒu* (Fühlend-schiebende Hände) bekannt sind.

Unglücklicherweise meinen anfangs viele, sie sollten beim *Tuīshǒu* versuchen ihren Gegner „herumzustoßen". Dies ist das größte Hindernis, wenn man Feingefühl und Fortschritt im *Tàijí* erzielen möchte, und ist deshalb ein ernsthafter Fehler. Jemanden wegzustoßen ist nicht Zweck des *Tuīshǒu*, sondern nur ein Nebeneffekt. Die Konzentration muss auf dem Prozess liegen, nicht auf dem Resultat.

Die Ziele des *Tuīshǒu*-(Fühlend-schiebende Hände)Praxis sind:

I.   Die Fähigkeit trainieren, zentriert, ausbalanciert und entspannt zu bleiben, wobei alle Körperbewegungen verbunden und aufeinander abgestimmt sind, während eine äußere Kraft auf den Körper einwirkt.

II.   Ein Feingefühl für Kräfte sowie ein Verständnis der eigenen Reaktionen auf diese Kräfte entwickeln.

III. Sich beizubringen, zu erkennen, ob eine Situation mir oder dem Partner/Gegner gehört.

Das Training von *Tuīshǒu (Fühlend-schiebende Hände)* kann in vier Methoden eingeteilt werden:

1.   Festgelegtes *Tuīshǒu* (Festgelegte Fühlend-schiebende Hände-Übungen):

Die erste Methode der Partnerarbeit mit zwei Personen besteht aus einer Serie von festgelegten Mustern. Dabei übernimmt im Ablauf einer Übung abwechselnd eine Person die Rolle des Angreifers, die andere die des Verteidigers. Bei den festgelegten Fühlend-schiebende Hände-Übungen werden Richtung und Zeitpunkt des Vorstoßes für den Angriff und für den Rückzug zum Neutralisieren kontrolliert. Beide Praktizierende erlernen dadurch die Prinzipien des Klebens, Haftens, Keinen-Widerstand-leistens, Nicht-aus-der-Verbindung-Lösens, des Nachgebens, Neutralisierens und Angreifens, die für die Entwicklung des *Tīngjìn* (Hörende Energie) wesentlich sind.

Die erste Anforderung für die festgelegten Fühlend-schiebende Hände-Übungen besteht darin, dass man den Körper auf dieselbe Art und Weise bewegt und synchronisiert wie in der Form. Dazu gehört auch, dass man entspannt, verbunden, ausbalanciert und zentriert ist. Fehlt auch nur eines davon, schafft das eine Gelegenheit, dass man weggestoßen wird – egal, wie feinfühlig man bereits geworden ist.

Wenn man den Ablauf der festgelegten Fühlend-schiebende Hände-Übungen erlernt hat, muss man darauf Acht geben, dass man nicht darauf verfällt, eine rein mechanische Bewegung ohne *Tīngjìn* auszuführen. Auch ein lebenslanges Training hätte so keinen Sinn. Damit nicht passiert, dass man in mechanische Bewegungen abgleitet, sollte die vorwärts gehende (angreifende) Person gelegentlich ihre Bewegung an einem beliebigen Punkt unterbrechen. Mit dem Wissen, dass dies geschehen kann, muss die sich zurückziehende (verteidigende) Person wachsam bleiben und auf die Bewegung hören.

Beide Partner müssen eine Übungs-Situation schaffen, die es beiden ermöglicht, an den Prinzipien zu arbeiten. Auf dieser Grundlage werden gute Gewohnheiten beim *Tuīshǒu* (Fühlend-schiebende Hände) geschaffen. Mein Lehrer erinnerte uns immer wieder daran, dass es besser sei, nicht mit einem Partner zu üben, der einem keine Möglichkeit lässt, an den Prinzipien zu arbeiten, da man sich sonst nur schlechte Gewohnheiten antrainieren würde.

Äußere Seite – Demonstration von:
Festgelegtes Tuīshǒu
(Fühlend-schiebende Hände-Übung)
Handrücken

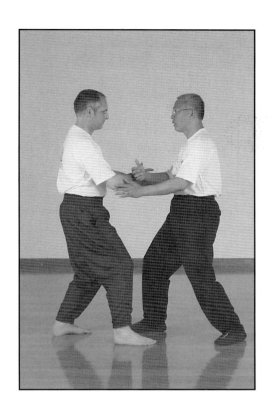
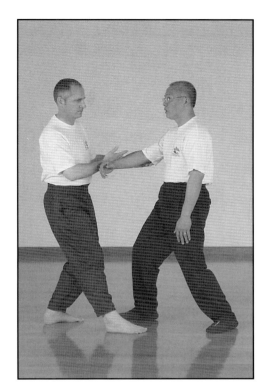

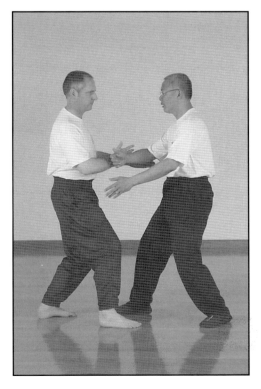
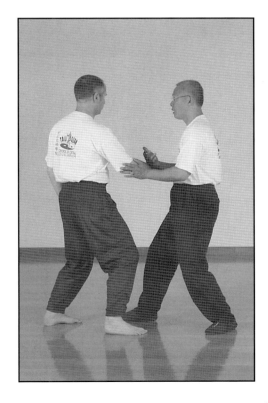

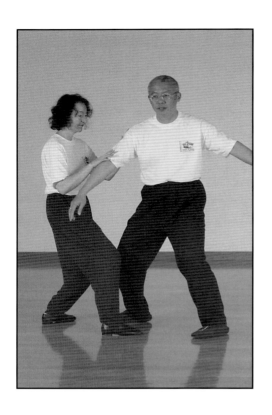

Demonstration von:

Festgelegtes Tuīshǒu
(Fühlend-schiebende Hände-Übung)
Schwingende Arme

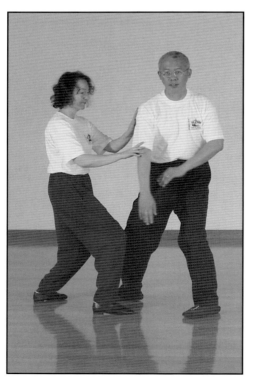

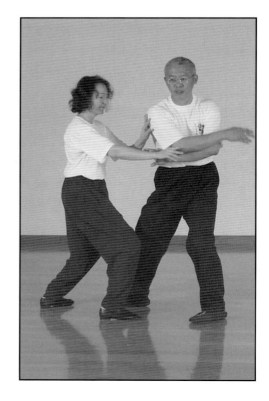

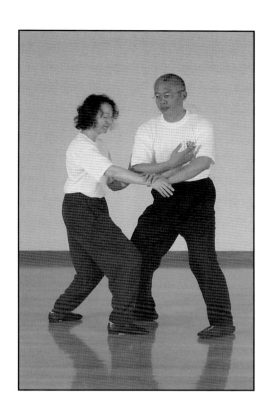 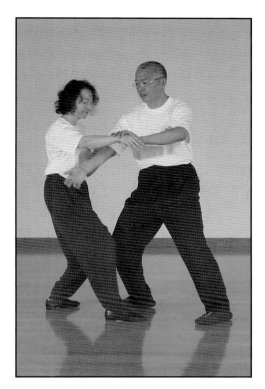

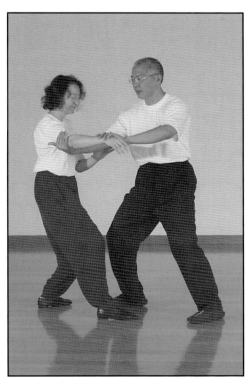 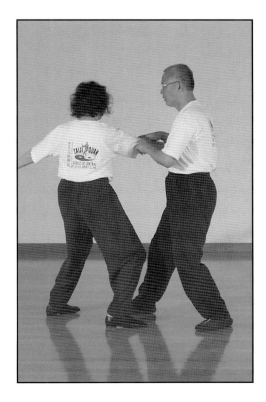

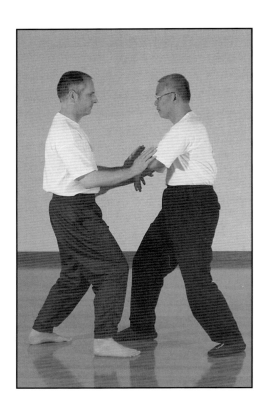

Demonstration von:

Festgelegtes Tuīshǒu

(Fühlend-schiebende Hände)

Abwehr, Zurückrollen, Drücken und Stoßen

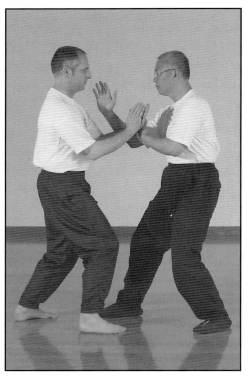

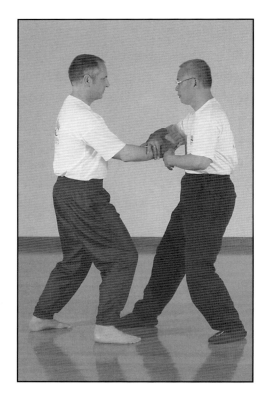

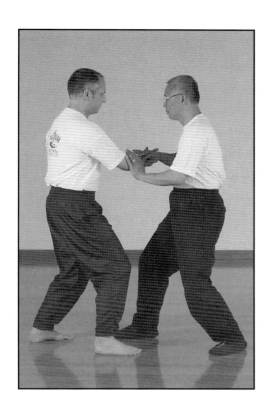 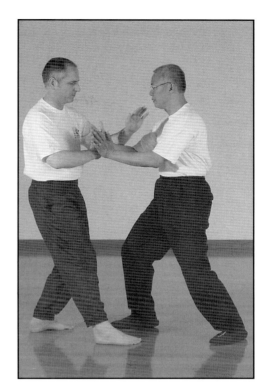

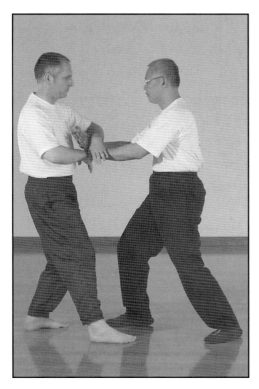 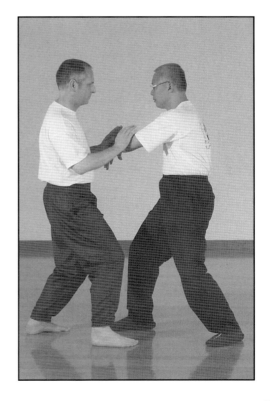

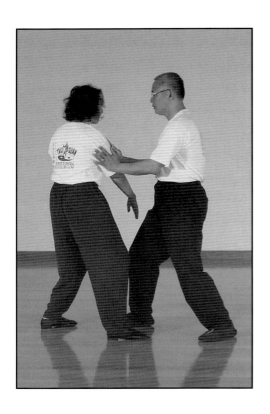

Demonstration von:

Festgelegtes Tuīshǒu
(Fühlend-schiebende Hände)
Eine Schulter schieben, auch bekannt als:
Ohne Arm schieben

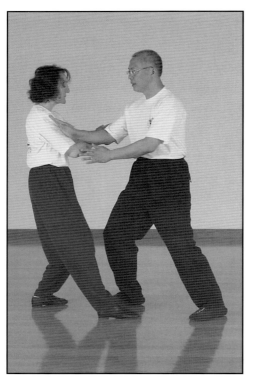

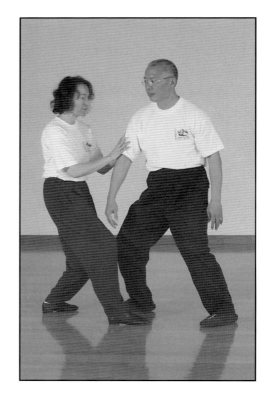

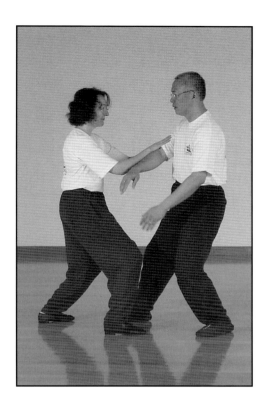 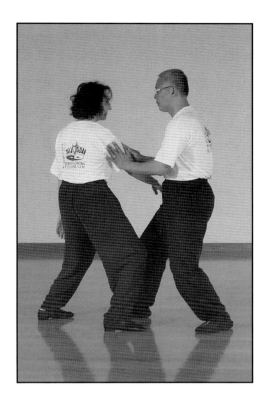

Man braucht keine Angst vor dem zu haben, was man fühlen oder sehen kann, denn daran kann man sich anpassen. Es ist das, was man nicht fühlen und sehen kann, vor dem man sich in Acht nehmen muss, denn man kann nicht voraussehen, was passieren wird.

— **Huang Sheng-Shyan**

2. **Festgelegtes *Tuīshǒu* (festgelegte Fühlend-schiebende Hände, Übungen) mit Schrittbewegung:**

Diese Methode wird ebenso in Zwei-Personen-Formen nach vorgegebenem Muster geübt. Nun kommt allerdings die Fußarbeit hinzu, mit Schritten und mit Richtungswechseln. Zeitpunkt und Richtung von Angreifen und Abwehren verlaufen weiter in vorgegebenen Mustern, wobei sich die Rollen abwechseln.

Die Prinzipien Kleben, Haften, Keinen-Widerstand-leisten, Nicht-aus-der-Verbindung-lösen, Neutralisieren, Nachgeben und Angreifen müssen wieder beachtet werden, um *Tīngjìn* weiter zu kultivieren.

Im *Huang*-System gibt es zwei vorgegebene Bewegungsabläufe: das *Xiǎolù* (entwickelt von *Huang Sheng-Shyan*) und das *Dàlù*, um es zu üben.

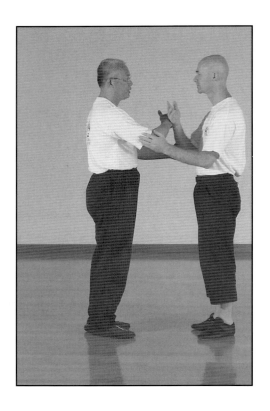

Diese Seite - Demonstration von:

Festgelegte Tuīshǒu (Fühlend-schiebende Hände) mit Schritten:Schritten: Die ersten beiden Schritte des Xiǎolù (kleiner Weg)

Äußere Seite - Demonstration von:

Festgelegte Tuīshǒu (Fühlend-schiebende Hände) mit Schritten: Die ersten drei Schritte des Dàlù (großer Weg)

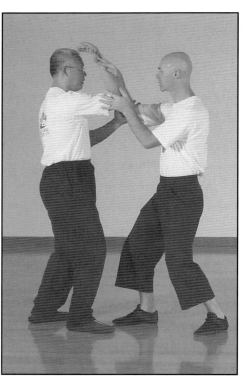

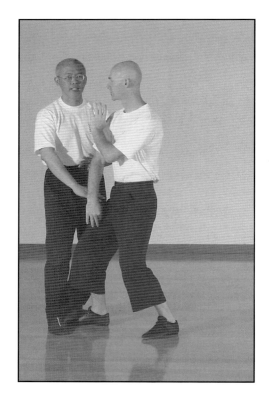

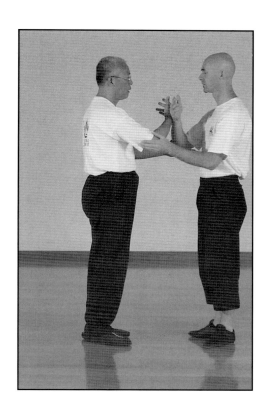 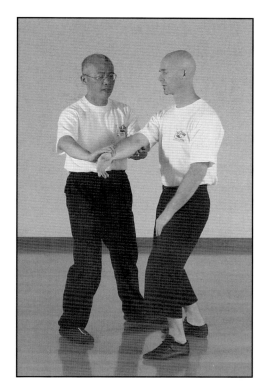

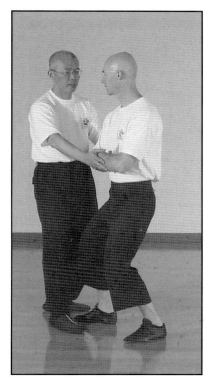 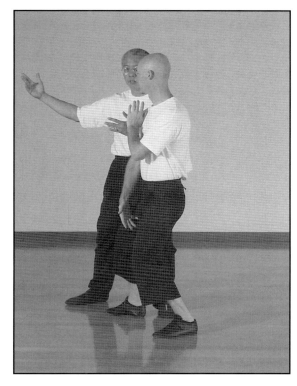

Die Fähigkeit, jemanden so zu entwurzeln, dass beide Füße vom Boden abheben, ist erst der Anfang im Verständnis von Tuīshǒu.

— *Huang Sheng-Shyan*

3.   **Halbfreies *Tuīshǒu*** (Fühlend-schiebende Hände):

Diese Methode ist ein Entwicklungsschritt vom Festgelegten *Tuīshǒu* (den festgelegten Fühlend-schiebende Hände-Übungen) hin zum Freien *Tuīshǒu* (Fühlend-schiebende Hände). In dieser Übung sind Richtung und Zeitpunkt von Angreifen und Abwehren nicht festgelegt.

Dennoch greift immer nur eine Person an, während die andere nachgibt und neutralisiert. Üblicherweise wechseln die Rollen nach drei bis fünf Durchgängen.

Da die verteidigende Person nicht stößt, kann sein/ihr gesamtes Augenmerk au *Tīngjìn* liegen. Dabei hört man auch auf die eigene Reaktion auf die angreifende Kraft sowie darauf, wie man dieser Kraft nachgibt und sie neutralisiert.

Das Empfangen der Kraft zu erlernen ist die Grundlage von Nachgeben und Neutralisieren. Wenn man die Kraft empfängt, arbeitet man daran, sie in den Boden aufzunehmen (Sinken) und eine Wurzel zu entwickeln (Wurzeln). Man kann nur dann zentriert, ausbalanciert und entspannt bleiben, wenn man die Kraft völlig aus dem Körper in den Boden ableiten kann.

Die neutralisierende Person lernt so, auf Kräfte aus verschiedenen Richtungen und mit unterschiedlichen Geschwindigkeiten zu reagieren, denn nichts von beiden ist festgelegt. Kleben, Haften, Keinen-Widerstand-leisten und die Verbindung-nicht-lösen werden deshalb in verschiedenen Situationen erlebt.

Wenn man körperlich nachgibt und neutralisiert, dabei jedoch mental einen Angriff plant, dann leistet man schon Widerstand.

Das Wissen, dass man selbst nicht gestossen wird, gibt dem Angreifer Zeit, substanziell und nicht substanziell beim Partner und bei sich selbst zu hören. Stoßen ist in dieser Übung ein Privileg und darf nicht einfach so zu einem Angriff genutzt werden. Wichtiger ist es, Kleben, Haften, die Verbindung nicht unterbrechen zu erlernen. Fühlt man, dass der Partner substanziell ist, darf man nicht eilig hineinstoßen. Stattdessen sollte man zuerst die Wurzel brechen und dann auf die gleiche entspannte Art *fājìn* (die Kraft freigeben), wie man es in der *Tàijí*-Form übt.

Der Stoß muss von den Füßen ausgehen und in einer einheitlichen und verbundenen Bewegung durch die Beine in den Körper, Arme und Finger fließen. Wenn man zur Seite stößt, muss das Drehen von Hüfte und Taille die Richtung herstellen, nicht das Verdrehen des Körpers. Während der gesamten Bewegung muss man zentriert und verbunden bleiben, auch nach dem Stoßen. Die Kontaktstellen zum Freigeben der Kraft sollten nicht auf die Hände beschränkt bleiben; jeder Teil des Körpers kann verwendet werden, wenn man „faltet".

Äußere Seite – Demonstration von:
Halbfreies Tuīshǒu (Fühlend-schiebende Hände)

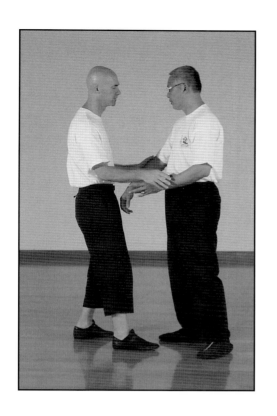
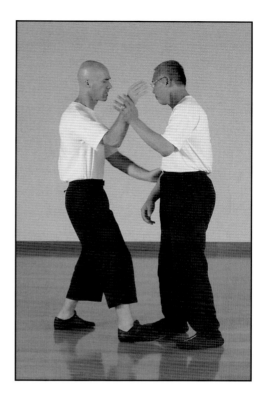
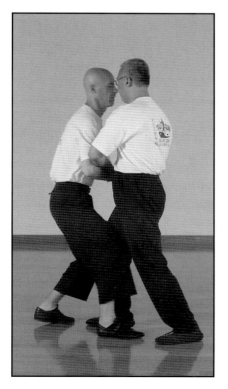
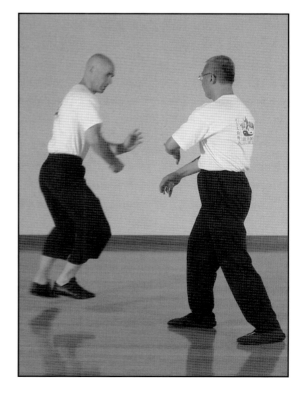

Große und unnötige Bewegungen schaffen Lücken und Gelegenheiten für den Gegner. Tàijí ist eine effiziente Kampfkunst, die immer die kürzeste Entfernung, die geringste Bewegung und die kürzeste Zeit benutzt und mit dem geringsten Aufwand ein optimales Ergebnis erreicht.

— **Wee Kee-Jin**

Ist das Meer rau und die Wellen schlagen hoch, dann weißt du, dass es gefährlich ist. Wenn es jedoch ruhig ist, muss man vorsichtiger sein, denn die Gefahr darunter ist nicht offensichtlich.

— **Wee Kee-Jin**

4. **Freies *Tuīshǒu*** (Fühlend-schiebende Hände):

Beim freien *Tuīshǒu* (Fühlend-schiebendeHände) sind Richtung und Zeitpunkt von Angreifen und Abwehren nicht festgelegt; jeder Partner kann zu jedem Zeitpunkt jede Rolle übernehmen. Diese Stufe ist die größte Herausforderung beim *Tàijí*-Training, doch die überwältigende Mehrheit der *Tàijí*-Praktizierenden vergisst beim Üben die *Tàijí*-Prinzipien und es kommt dazu, dass sich die Partner verschließen, greifen, Widerstand leisten, eingraben, würgen und ringen. Der Grund dafür, dass solche dem Geist von *Tàijí*widersprechenden Praktiken angewandt werden, ist, dass man Egos mit der Einstellung hat, um jeden Preis gewinnen zu wollen.

Um im freien *Tuīshǒu* Fortschritte zu erzielen, ist es nötig, den eigenen Stolz zu besiegen. Genau wie die klassische Schrift von *Wang Ts'ung-Yueh* rät: „…vergiss dich selbst und folge dem anderen". Folge dem bewussten Geist und lasse alles natürlich ablaufen.

Einige Lehrer raten davon ab, freies *Tuīshǒu* zu üben. Als Grund dafür sehen sie den Hang von Schülern zur Grobheit an oder sind besorgt, dass sie schlechte Gewohnheiten entwickeln könnten. Jedoch würde man auch einen Sprachstudenten nicht vom Schreiben von Abhandlungen abhalten, nur weil er Fehler in Orthographie und Grammatik begehen könnte. Obwohl es beim Festgelegten *Tuīshǒu* Fühlend-schiebenden Händen) besser ist, mit Partnern in einer stark kontrollierten Umgebung zu trainieren, ist es beim freien Fühlen/Schieben genauso wichtig zu lernen, mit einer Vielzahl von Herangehensweisen umzugehen.

Der richtige Weg, mit den Übungen des freien Fühlen/Schiebens umzugehen, ist, zuerst eigene schlechte Praktiken zu erkennen und zu korrigieren, bevor sie zu schlechten Gewohnheiten werden. So ist es besser, weggestoßen zu werden, während man den Prinzipien des *Tàijí* folgt, als jemanden wegzustoßen, ohne dabei die *Tàijí*-Prinzipien zu beachten.

Man sollte nach jeder Trainingsstunde *Tuīshǒu* (Fühlend-schiebende Hände) seine Übung analysieren und dabei lernen, zu erkennen, was man getan hat, das man nicht hätte tun sollen, und, was man nicht getan hat, das man besser hätte tun sollen. Diese Analyse wird helfen, gute Gewohnheiten zu entwickeln und schlechte zu eliminieren.

Um den höchsten Level bei *Tuīshǒu* (den Fühlend-schiebenden Händen) zu erlangen, muss man hundertprozentiges Vertrauen in das *Tàijí*-Prinzip der Entspannung haben und darf keine rohe

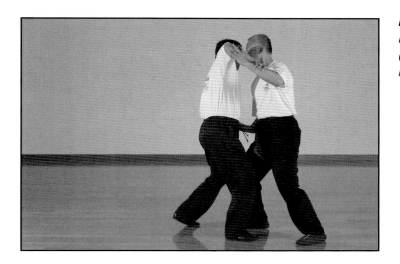

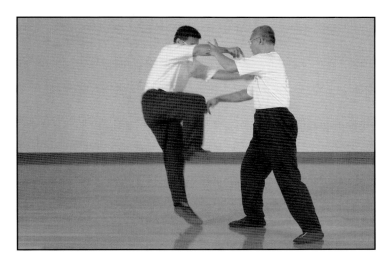

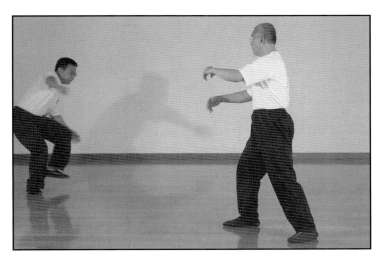

Gewalt anwenden. Selbst neunundneunzig Komma neun Prozent sind nicht genug, denn die fehlenden null Komma eins Prozent an Zweifel werden Spannung oder Widerstand erzeugen.

Beim *Tuīshǒu* (den Fühlend-schiebenden Händen) werden Zeitpunkt, Richtung, Geschwindigkeit und die Weite des Stoßes nicht von der Person bestimmt, die stößt, sondern vom Gegner. Der Grund dafür, dass es nicht viele *Tàijí*-Praktizierende gibt, die eine hohe und verfeinerte Ebene beim *Tuīshǒu* (den Fühlend-schiebenden Händen) erreichen, ist, dass sie, sobald man den Gegner entwurzeln kann (beide Füße heben vom Boden ab) glauben, es zu beherrschen. *Huang Sheng-Shyan* verstand dies jedoch nur als den Anfang zum Verständnis von *Tuīshǒu* (den Fühlend-schiebende Hände).

Jiējìn (Empfangende Energie)

Huang Sheng-Shyan zufolge besteht der Unterschied zwischen *Tàijí* und anderen Kampfkünsten darin, dass *Tàijí* letztlich *Jiējìn* (die Empfangende Energie) entwickelt werden kann, wobei Nachgeben, Neutralisieren und Ausstoßen der Energie gleichzeitig ablaufen. Dabei kommt es kaum zu Bewegungen des Körpers und es gibt keine mentale Absicht, alles geschieht auf völlig spontane und natürliche Weise.

Man befindet sich in einem Zustand von absolutem zentralen Gleichgewicht: Die Haltung ist vollständig verbunden und entspannt, die Füße sind dabei fest im Boden verwurzelt. Der Geist ist ruhig und still wie ein Berg. Ist man völlig zentriert, verbunden und entspannt, dann ist der Körper absolut leer. Sobald nun eine äußere Kraft auf den Körper einwirkt, widersetzt sich dieser nicht. Die Kraft fließt einfach durch den Körper, bis sie am Boden ankommt, von wo aus sie zurückprallt und den Gegner wirft. Dieser Vorgang ist vergleichbar damit, wie bei Bauarbeiten eine Ramme in den Boden getrieben wird: Je weiter die Ramme in den Boden getrieben wird, desto stärker prallt der Hammer zurück.

Das Erreichen von *Jiējìn* (Empfangende Energie) ist ein Zeichen, dass *Shénming* (*Tàijí*-Erleuchtung) erlangt wurde. Von diesem Punkt an verlieren *Sànshǒu* (Sparring)-Techniken an Bedeutung.

Äußere Seite –
Demonstration von:
Jiējìn mit Péng (Abwehr)

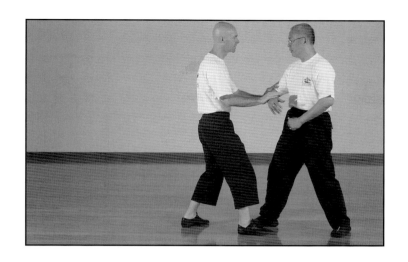

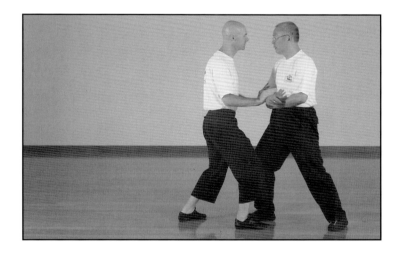

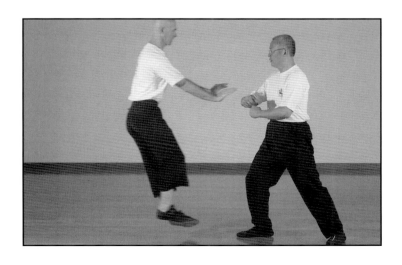

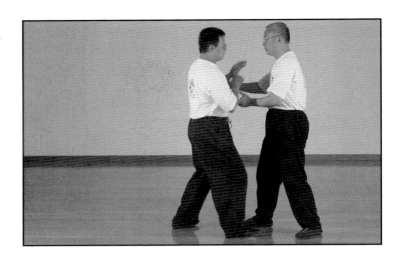

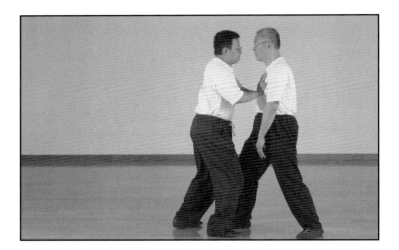

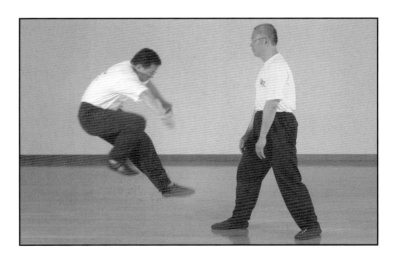

Bei einem guten Tàijí-Stoß fühlt der Gegner den Stoß nicht, beide Füße werden vom Boden entwurzelt und er lächelt noch, wenn er wieder auf dem Boden landet.

— ***Huang Sheng-Shyan***

Jìn (die entspannte Kraft) des *Tàijí* wird nicht beim *Tuīshǒu* (Fühlend-schiebende Hände) kultiviert, sondern in der *Tàijí*-Form. Das Üben der *Tàijí*-Formen ist vergleichbar mit dem Betrieb eines Generators zur Energieerzeugung. Fühlend-schiebende Hände andererseits können als die Anwendungen verstanden werden, welche die Energie umsetzen. Ohne die Existenz von Strom, der sie antreibt, hätten die Anwendungen wenig Nutzen.

Jìn (die entspannte Kraft) wird sich nur dann entwickeln, wenn die Bewegungen in der Form mit genauer Ausrichtung der Struktur geübt werden; wenn sie verbunden, synchronisiert und entspannt sind und Sinken beinhalten.

Übt man *Fājìn*, so sollte das Augenmerk mehr auf der eigenen Verbundenheit liegen als darauf, den Partner wegzustoßen. Besonders sollte man sich auf den Kontakt der Füße zum Boden konzentrieren sowie auf die Verbindung des Körpers zur Basis und die der Arme zum Körper. Dann ist man fähig sich in die Wurzel des Partners zu verbinden. In den Übergängen in die Stellungen muss dies beibehalten werden, wie auch in den Stellungen sowie während und nach dem tatsächlichenFreigeben.

In jeder der folgenden drei Partnerübungen bietet einer der Partner (**B**) dieÜbungsmöglichkeit (er fungiert als „Sandsack" des *Tàijí*) für den anderen Partner (**A**) um das *Fājìn* zu üben. **B** geht in einen schulterbreiten Bogenschritt (Schütze). Beide Arme werden vor dem Körper übereinander gelegt („gefaltet'), mit einer Handfläche auf dem Ellenbogen und der anderen darunter. Auch wenn **B** die ankommende Kraft spürt, darf er sich nicht gegen **A** lehnen, denn dann müsste A gegen das Körpergewicht drücken. Fühlt die Person, die das *Fājìn* ausführt (**A**), dass sich der Partner ihm (oder ihr) entgegenlehnt, dann ist Stoßen unnötig. **B** wird aus dem Gleichgewicht kommen, sobald man sich zurückzieht. Ebenso wenig darf sich **B** von der Kraft zurücksetzen, denn dann könnte sich der Abstand über die Reichweite von **A** hinaus vergrößern, bis hin zu einem Punkt, von dem aus **A** das Freigeben nicht üben kann. **B** muss im Bogenschritt bleiben; wenn **B** fühlt, wie die Kraft ankommt, muss **B** den Körper entspannen und sich die Kraft vorstellen, wie sie durch den Körper in den Boden bis unter beide Füße fließt. **B** übt also das Empfangen der Kraft, indem er am Sinken und Wurzeln arbeitet.

1. **Feststehende *Fājìn*-Übungen:**

Das reinste *Fājìn* ist das Freigeben gespeicherter Kraft, ohne dass man sich dabei vorwärts über das eigene Zentrum hinausschiebt oder die Arme ausstreckt.

Die langsame Übung von *Fājìn* sollte auf beiden Seiten geübt werden. Ist kein Partner verfügbar, kann es auch trainiert werden, indem man gegen eine Wand drückt.

A geht so in den Bogenschritt, dass der vordere Fuß parallel zum vorderen Fuß von B steht und der große Zeh des vorderen Fußes auf die hintere Ferse von *B* zeigt. Der hintere Fuß von A ist fünfundvierzig Grad nach innen gedreht, dabei befindet sich die hintere Ferse auf einer Linie mit dem großen Zeh von *B*s vorderem Fuß.

A legt beide Handflächen auf die Unterarme von *B,* der kleine Finger ist genau auf der Innenseite von Bs Ellenbogen.

A setzt sich nun so lange entlang der Mittellinie zurück, bis 90 Prozent des Gewichtes auf dem hinteren Fuß lagern, bleibt dabei aufrecht und hält mit beiden Handflächen den Kontakt zu *B*.

A bewegt sich vorwärts, indem er beide Füße und Fußgelenke entspannt, die Knie nach unten senkt und beide Hüftgelenke vertikal setzt und so die Bewegung nach unten und nach vorn erzeugt. *A* sollte dabei erfahren, wie sich im hinteren Bein Druck aufbaut. Dabei ist es wichtig, dass das Steißbein eingezogen bleibt, mit dem Körper aufrecht und einer Aufmerksamkeit beim Scheitelpunkt, als ob man von oben herabhängt. Um sicherzustellen, dass sich keine Spannung im Körper, den Armen und den Fingern aufbaut, müssen die Schultern entspannen und die Ellenbogen sinken.

Die Bewegung nach vorne endet, wenn das vordere Knie vertikal über den vorderen Zehen steht und die Gewichtsverteilung zu fünfundfünfzig Prozent auf dem hinteren Fuß liegt. Das ist der Punkt mit optimaler Kompression, kurz vor dem Freigeben.

A entlädt die gespeicherte Energie, indem er den hinteren Fuß etwas nach unten in den Boden drückt und zusätzlich das Steißbein sinken lässt. Während dieses Vorgangs müssen beide *Kuà* (Hüftgelenke) sitzen bleiben und der Körper muss entspannt sein. Das hintere Bein streckt sich nur geringfügig, das hintere Knie bleibt in einer Linie mit dem hinteren Fuß, ohne nach innen zu fallen. Es muss darauf geachtet werden, dass das vordere Knie über den Zehen bleibt und nicht weiter nach vorn bewegt wird. Auch ist es wichtig, mit keinem der beiden Füße die Verbindung der ganzen Fußsohlen zum Boden zu verringern. Die Arme strecken sich nur durch das Entspannen und Sinken der Schultern und das Schließen (Senken) der Ellenbogen.

Stellt man sicher, dass das vordere *Kuà* (Hüftgelenk) entspannt und gesetzt bleibt, so kann die vom hinteren Fuß freigebene Kompression gleichzeitig in den vorderen Fuß sinken. Anschließend kann vom vorderen Fuß aus durch erneutes Sinken eine weitere Welle von Kraft freigegeben werden. Dem Prinzip der kreuzweisen Verbindung folgend, wird die Kraft vom linken Fuß durch den rechten Arm freigegeben, die Kraft aus dem rechten Fuß durch den linken Arm. Die Kräfte aus beiden Füßen werden jedoch in so enger Folge freigegeben, dass der Eindruck von Gleichzeitigkeit entsteht und beide Handflächen ausbalanciert bleiben.

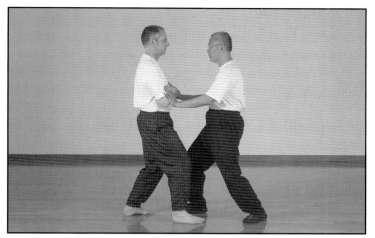

Demonstration von:

Langsames Fājìn (Stoßen)
- In die Basis des Partners
hineinverbinden

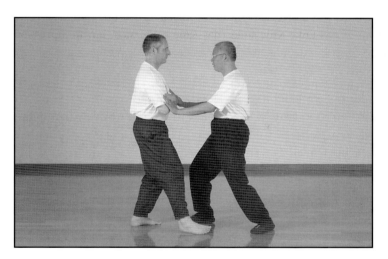

Demonstration von:

Langsames Fājìn (Stoßen)
- Die Wurzel in der
Vorwärts bewegung
brechen

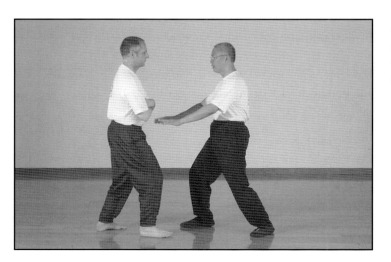

Demonstration von:

Langsames Fājìn (Stoßen)
- Die entspannte Kraft
freigeben

Der mentale Prozess beim Stoß im Bogenschritt

Wenn sich *A* vor dem Freigeben der Kraft in den Bogenschritt bewegt, sollte er eine Welle von Aufmerksamkeit vom Scheitelpunkt hinab durch den Körper fließen lassen, durch die Beine hindurch bis in den Boden unter den Füßen. Beim Freigeben der Kraft sollte *A* visualisieren, wie die mentale Aufmerksamkeit vom Boden unter den Füßen zurückprallt, durch *Yǒngquán* (den Punkt der sprudelnden Quelle) hinauf in die Beine, durch den Körper, Schultern, Arme in die Handflächen und die Finger. Während und nach dem Freigeben muss *A* damit fortfahren, den Geist von der Kontaktstelle aus durch den Körper so weit wie möglich hinter *B* zu senden..

2.   *Fājìn* mit Schritt:

A beginnt in einer aufrechten Position. Die Fersen stehen zusammen und die Füße zeigen fünfundvierzig Grad nach außen.

Wenn *A* mit dem linken Fuß hinten stößt, macht *A* einen diagonalen Schritt mit dem linken Fuß nach außen. Während *A* dann in das linke Knie sinkt (das Knie beugt sich, um Kompression aufzubauen), macht er einen Schritt mit dem rechten Fuß gerade nach vorn, so dass die Ferse in einer Linie dort aufsetzt, wo vorher die Zehen waren.

Gleichzeitig mit dem Schritt des rechten Beins hebt *A* beide Arme. In dem Moment, wenn der rechte Fuß den Boden berührt und das rechte Knie auf einer Höhe mit den vorderen Zehen ist, berühren die Handflächen die Unterarme von *B* (die Kontaktstellen sind die gleichen wie beim feststehenden Stoß). Wenn der vordere Fuß ankommt, gibt A sofort die Kompression vom hinteren Bein frei.

Wie immer beim *Fājìn* muss der Körper die ganze Zeit aufrecht und entspannt bleiben, mit dem Steißbein eingezogen, den Schultern entspannt und gesunken, Ellenbogen fallengelassen, und beide *Kuà* (Hüftgelenke) müssen sitzen. Während des Freigebens der Kraft muss besonders darauf geachtet werden, dass das vordere Hüftgelenk entspannt und gesetzt bleibt, so dass die Kraft auch vom vorderen Fuß freigegeben werden kann.

Die Gewichtsverteilung beginnt mit fünfundfünfzig Prozent auf dem hinteren und fünfundvierzig Prozent auf dem vorderen Fuß, und das vordere Knie bleibt auf einer Höhe mit den vorderen Zehen. Der Körper sollte nicht weiter nach vorn bewegt werden und es darf kein Nachlassen der Verwurzelung geben, weder während noch nach dem Freigeben der Kraft.

Um *B* zu helfen, das Aufnehmen der Kraft in den Boden zu üben, anstatt ihr Widerstand zu leisten, kann *A*, wenn er in der Position ist, anstatt dass er freigibt, gelegentlich beide Hände zurückziehen. Wenn sich *B* gegen den Stoß lehnt oder den Stoß erwartet, dann wird er vorwärts fallen.

Um andererseits sicher zu gehen, dass A nicht mit der Kraft des Oberkörpers stößt, sollte B manchmal einen Schritt zur Seifte machen, wenn A zum Freigeben bereit ist. A sollte dann zentriert und verwurzelt stehen bleiben und nicht das Gleichgewicht verlieren.

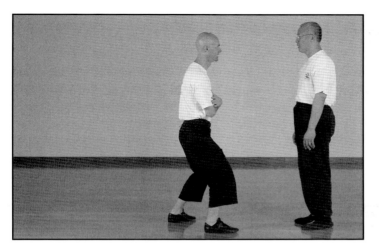

Demonstration von:
Fājìn (Stoßen) mit Schritt

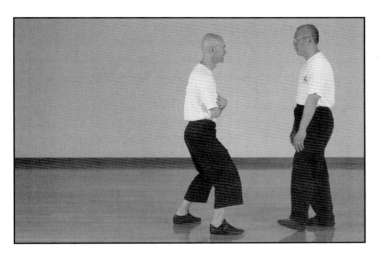

Demonstration von:
Fājìn (Stoßen) mit Schritt
- Linker Fuß macht einen
Schritt nach außen

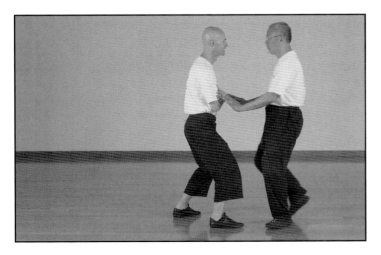

Demonstration von:
Fājìn (Stoßen) mit Schritt
- Schritt mit dem
rechten Fuß

Demonstration von:
*Fājìn (Stoßen) mit Schritt
-Vorderer Fuß und Hände
kommen gleichzeitig an
brechen die Basis*

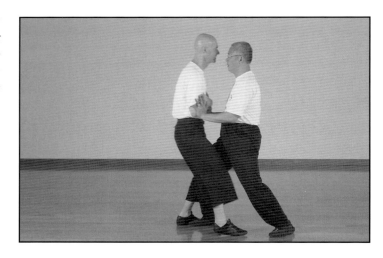

Demonstration von:
*Fājìn (Stoßen) mit Schritt
- Freigeben und dabei
aufrecht bleiben*

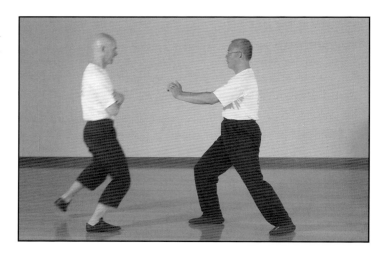

Demonstration von:
*Fājìn (Stoßen) mit Schritt
- Den Geist weiter
projizieren*

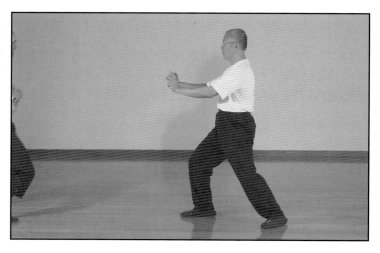

Wenn beim Üben von *Fājìn* die Kraft von den Füßen kommt und verbunden durch die Beine, den Körper und die Arme fließt, dann sollten beide Füße des Partners vom Boden abheben. Stolpert der Partner statt dessen nur nach hinten, dann ist die Kraft entweder nicht verbunden oder es handelt sich um einen Stoß mit der Kraft des Oberkörpers.

Der mentale Prozess beim *Fājìn* mit Schritt

Wenn man den rechten Fuß nach vorn setzt (nachdem man bereits den Schritt mit dem linken Fuß nach außen abgeschlossen hat), schickt **A** eine Welle von bewusster Aufmerksamkeit vom Scheitelpunkt hinunter durch den Körper in das linke Bein und in den Boden unter dem linken Fuß. In dem Moment, indem der rechte Fuß den Boden berührt, schickt **A** eine zweite Welle von geistiger Aufmerksamkeit vom Scheitelpunkt auf dem Kopf durch den Körper in beide Beine und den Boden unter beiden Füßen. Während des Freigebens sollte sich **A** die geistige Aufmerksamkeit als vom Boden unter den Füßen zurückprallend vorstellen, durch *Yǒngquán* (den Punkt der sprudelnden Quelle) hinauf in die Beine, durch den Körper, die Schultern, die Arme hinunter und dann durch Handflächen und Finger in **B** hinein und weit hinter ihn projiziert. Fühlt **B** die Kraft ankommen, sollten er oder sie sich vorstellen, sie durch den Körper aufzunehmen und in den Boden unter beiden Füßen zu leiten.

3.   *Fājìn* vom vorderen Fuß

B nimmt wie in den vorhergehenden *Fājìn*-Übungen den Bogenschritt ein, mit dem linken Fuß hinten.

A macht diagonal einen Schritt mit dem linken Fuß nach außen. Berührt der linke Fuß den Boden, beugt sich das linke Knie und das gesamte Körpergewicht wird hinein verlagert, was eine Kompression aufbaut (und ein Speichern der Energie) bewirkt. **A** macht dann sofort mit dem rechten Fuß einen Schritt gerade nach vorn.

Dieser Schritt ist der gleiche wie in der letzten Übung und beinhaltet das gleichzeitige Anheben der Arme. Dieses Mal setzt **A** jedoch im Moment der Bodenberührung des rechten Fußes das Entspannen in beide *Kuà* (Hüftgelenke) fort, sinkt mit dem gesamten Körpergewicht in den vorderen Fuß, so dass der hintere (linke) Fuß den halben Weg eingezogen werden kann (diagonal zum vorderen Fuß).

Die Hände stellen den Kontakt zu **B**s Unterarmen her und die Kraft wird freigegeben, während der rechte Fuß eingezogen wird. Das Freigeben wird durch den Körper in die Arme, Handflächen und Finger durch Entspannen und Senken der Schultern sowieFallenlassen der Ellenbogen übertragen.

Das vordere *Kuà* (Hüftgelenk) muss gesetzt bleiben, während der hintere Fuß eingezogen wird und der Körper aufrecht bleibt. Auch nach dem Freigeben sollte der Bodenkontakt des vorderen Fußes nicht nachlassen.

Demonstration von:

Fājìn vom vorderen Fuß
- Die Schritte hinein wie
in der vorherigen Übung

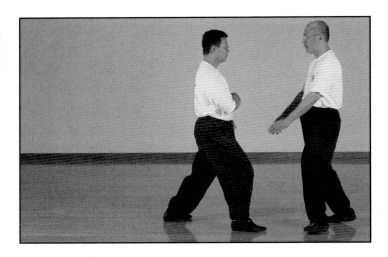

Demonstration von:

Fājìn vom vorderen Fuß
Vorderer Fuß und
Hände kommen
gleichzeitig an brechen
die Basis

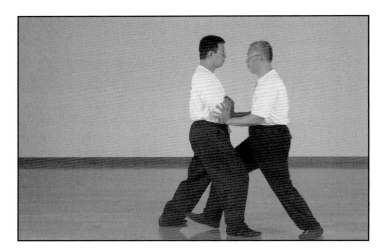

Demonstration von:

Fājìn vom vorderen Fuß
Freigeben während der
hintere Fuß hereingbracht
wird

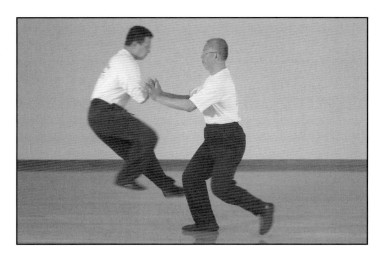

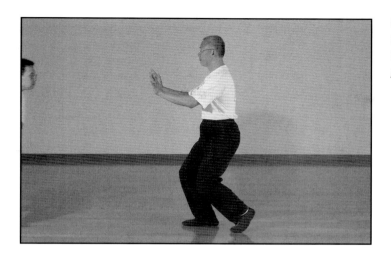

Der mentale Prozess beim *Fājìn* vom vorderen Fuß

Wenn **A** den rechten Fuß nach außen setzt, sollte er eine Welle der bewussten Aufmerksamkeit vom Scheitelpunkt durch den Körper bis in den Boden unter dem linken Fuß schicken.

Wenn der rechte Fuß den Boden berührt und während der linke eingezogen wird, schickt **A** eine zweite Welle von bewusster Aufmerksamkeit vom Scheitelpunkt durch den Körper, das rechte Bein hinunter und in den Boden unter dem rechten Fuß. Wird **B** weggestoßen, sollte Afortfahren, die Aufmerksamkeit hinter **B** zu projizieren.

Wenn die Kraft ankommt, sollte **B** das Aufnehmen der Kraft von der Kontaktstelle aus durch den Körper in den Boden unter beiden Füßen visualisieren.

Stehübungen sind nur dann von Nutzen, wenn man gelernt hat, entspannt und locker zu sein, und wenn man verstanden hat, was man dabei suchen sollte. Werden diese Übungen vorher trainiert, dann „hält" man die Stellung normalerweise nur durch körperliche Anspannung. Eine Gewöhnung an inneren Widerstand entwickelt sich so. Dies wäre das absolute Gegenteil vom eigentlichen Zweck der Übung.

Das primäre Ziel der Stehübung ist, das Pflegen einer Wurzel durch ‚Erdung' (Verwurzelung). Zusätzlich dient sie dem Zweck, eine Bewusstheit für die körperlichen und mentalen Verbindungen innerhalb der Struktur, das zentrale Gleichgewicht sowie den Prozess des Loslassens von Anspannung zu entwickeln.

In der *Tàijí*-Form gibt es drei Stellungen, die üblicherweise als Stehübungen angewendet werden. Diese sind die Vorbereitende Stellung, die Peitsche und das Hände Heben.

1.   **Die Vorbereitende-**Stellung

*Cheng Man-ch'i*ng betont in seinem Buch „Die dreizehn Kapitel" die Bedeutung der Stellung „Vorbereitung" als Stehübung. In diesem stellt er heraus: „Die meisten Übenden vernachlässigen diese Stellung, sie wissen wenig darüber, dass sich der Weg und die Anwendung des *Tàijí* in dieser Stellung befinden."

Man steht mit den Füßen schulterbreit auseinander, die Außenseiten der Fußsohlen sind zueinander parallel und vertikal nach den Schultern ausgerichtet. Die Beine sind so weit gebeugt, dass sich die Knie in einer Linie über den Zehenspitzen befinden. Der Körper steht aufrecht und *Wěilǘ* (das Steißbein) ist eingezogen. Eine leichte Aufmerksamkeit verbleibt beim Scheitelpunkt auf dem Kopf und man stellt sich vor, man hinge von oben herab. Beide *Kuà* (Hüftgelenke) sind entspannt und gesetzt und die Brust ist von innen her weich. Die Arme sind an den Seiten des Körpers; die Handgelenke sitzen und die Handflächen zeigen nach unten. Beide Daumen und Zeigefinger haben Kontakt mit den Oberschenkeln und alle Finger zeigen schräg nach vorn. Die Aufmerksamkeit in den Händen ist bei den *Láogōng*-Meridianpunkten im Zentrum der Handflächen. Die Schultern müssen entspannt und gesunken sein und die Ellenbogen gesenkt, ohne jedoch zu kollabieren. Die Arme bilden einen Bogen an den Körperseiten. Der Mund ist natürlich geschlossen; die Zungenspitze hat leichten Kontakt zum Gaumen hinter den Schneidezähnen.

Demonstration von:

Stehübung in der Stellung Vorbereitung
Mit den Händen in geschlossener Position

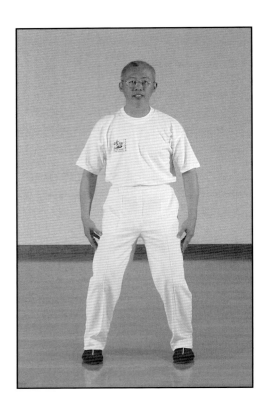

Demonstration von:

Stehübung in der Stellung Vorbereitung
Mit den Handgelenken an den
Oberschenkeln sitzend

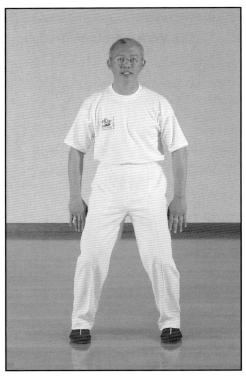

Der mentale Prozess der Stehübung

Sobald die physische Struktur aufgebaut ist, richtet man die mentale Konzentration nach innen, befreit den Geist von anderen GedankenWenn man dies erreicht hat, gilt es, das Bewusstsein für die physische Verbindung der Struktur zu entwickeln, indem man die geistige Aufmerksamkeit in die Füße sendet. Man stellt sicher, dass die Zehen entspannt sind und nicht in den Boden greifen, so dass beide *Yǒngquán*-Punkte der sprudelnden Quelle) in Kontakt mit dem Boden sind, mit dem Körpergewicht gleichmäßig auf beide Füße verteilt. Es sollte ein Gefühl von starker Verbindung der Füße zum Boden da sein. Man kann sich vorstellen, sich in den Boden hinein zu verwurzeln, indem man das mentale Sinken in den Boden unter den Füßen schickt. Die Füße bilden die Wurzel und müssen permanent mit der Erde verbunden bleiben, um sich „Energie von der Erde zu leihen".

Als nächstes muss die mentale Aufmerksamkeit in die Oberschenkel gebracht werden, man benutzt die Vorstellungskraft, um das Loslassen von Anspannung aus den Muskeln (Quatrizeps) zu kultivieren. Besteht unnötige Anspannung in den Oberschenkeln, verringert das die mögliche Entspannung im Oberkörper. Die Aufmerksamkeit wird zu den *Kuà* (Hüftgelenken) gelenkt, um zu überprüfen, ob sie sitzen, so dass sich der Oberkörper mit der Basis verbinden kann. Die mentale Aufmerksamkeit wird nun weiter verwendet, um die Entspannung der Oberkörpermuskeln zu kultivieren und die Brust von innen her weich werden zu lassen. Die Schultern bekommen ebenfalls Aufmerksamkeit, um sicherzustellen, dass sie entspannt und gesunken sind, damit sich die Arme mit dem Körper verbinden können. Dann stellt man sich vor, dass Arme, Handflächen und Finger von jeder Anspannung frei sind.

Als nächstes richtet man sich nach dem Gleichgewichtszentrum aus. Mit der mentalen Aufmerksamkeit wird sichergestellt, dass *Wěilǘ* (das Steißbein) eingezogen ist, außerdem, dass der Körper aufrecht gehalten wird und das Kinn zurückgenommen ist. Dabei bleibt eine leichte Aufmerksamkeit auf dem *Níwán*, als ob man von oben aufgehängt ist. Man stellt sich eine senkrechte Linie vor, die sich vom Scheitelpunkt auf dem Kopf durch den Körper mit *Huìyīn* (ein Meridianpunkt zwischen Anus und Genitalien) verbindet und nach unten weiterläuft und bis zwischen beide Füße reicht. Diese dient als die zentrale Achse des Körpers. Visualisiert man sie senkrecht und richtet dann den Körper danach aus, wird sie das Zentrum des Gleichgewichts.

Schließlich lässt man eine Welle von bewusster Aufmerksamkeit vom *Níwán* (Scheitelpunkt) hinunter durch den Körper (inklusive der Arme), Beine und Füße in *Yǒngquán* (Punkt der sprudelnden Quelle) bis tief in den Boden unter beiden Füßen fließen. Während die bewusste Aufmerksamkeit durch den Körper wandert, stellt man sich vor, dass die verschiedenen Körperteile schmelzen, was in einem Zunehmen der Verwurzlung der Füße resultieren wird, insbesondere wenn die Aufmerksamkeit in den Boden fließt.

Immer wieder durchläuft man diesen Kreislauf und überprüft während der gesamten Dauer der Stehübung die physische Verbindung, die Ausrichtung nach dem zentralen Gleichgewicht und das mentale Sinken.

Physisches Verbinden, Ausrichten nach dem zentralen Gleichgewicht und mentales Sinken werden als Eigenschaften in der Stehübung kultiviert. Sie müssen ebenfalls in den Bewegungen der *Tàijí*-Form zu finden sein, in den Übergängen, in den Stellungen und während des Freigebens der entspannten Kraft.

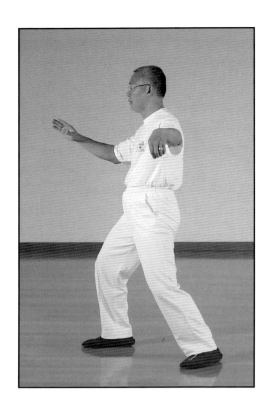
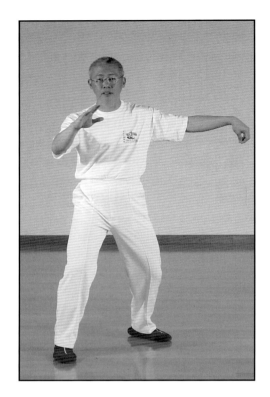
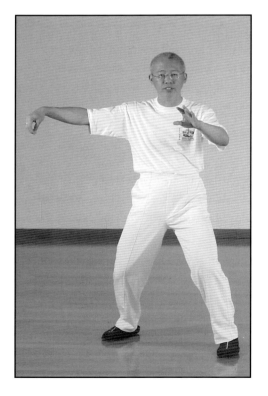
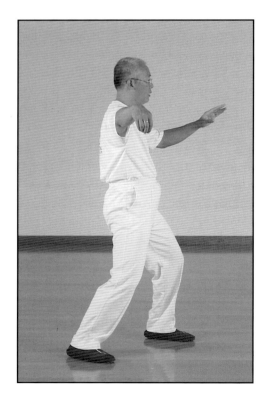

2.   **Peitschen**-Stellung

Der Zweck der Peitsche als Stehübung ist es, am Öffnen und Weiten der Gelenke zu arbeiten sowie die laterale (seitliche) Stabilität der Struktur zu verbessern.

Man beginnt im Bogenschritt, die Füße stehen schulterbreit auseinander, der hintere Fuß (Zehen) ist fünfundvierzig Grad nach innen gedreht und das hintere Knie ist in einer Linie mit der großen Fußzehe des hinteren Fußes. (Dabei geht es darum, das hintere Hüftgelenk offen zu halten und die Sohle des hinteren Fußes in vollem Kontakt zum Boden.) Die Gewichtsverteilung liegt bei fünfundfünfzig Prozent auf dem hinteren Fuß und fünfundvierzig auf dem vorderen. Der vordere Fuß sollte an der Außenseite der Sohle gerade nach vorn gerichtet sein, und das vordere Knie richtet sich in einer Linie zu den vorderen Zehen aus. Beide *Kuà* (Hüftgelenke) sind entspannt und sitzen, der Körper ist aufrecht und entspannt und die Brust von innen her weich, die Schultern sind entspannt und gesunken. Der Ellenbogen des vorderen (linken) Arms sollte gesenkt werden, die Hand innerhalb der Schulterbreite platziert, wobei die Handfläche diagonal nach unten zeigt. Die Daumenspitze ist in einer Linie mit der mittleren Achse des Körpers, der Bogen zwischen Daumen und Zeigefinger befindet sich auf Schulterhöhe. Der (rechte) Arm wird mit dem Handgelenk auf Schulterhöhe nach außen gestreckt. Die Hand wird so zum Haken geformt, dass alle vier Finger den Daumen einschließen. Den Ellenbogen senkt man so weit, dass er sich etwa zwei Finger breit unter der Ebene der Schulter (und des Handgelenks) befindet. Körper und Hüften stehen gerade (genau gegenüber) zu der Richtung , in die man schaut.

Wenn die physische Struktur steht, kann der mentale Prozess beginnen. Dieser folgt den gleichen Schritten wie die oben beschriebene Stehübung. Immer wieder durchläuft man den Kreislauf des Überprüfens der physischen Verbindung, des Ausrichtens nach dem zentralen Gleichgewicht und des mentalen Sinkens.

Äußere Seite -
Demonstration von:
Stehübung in der Stellung Peitsche
Auf beiden Seiten

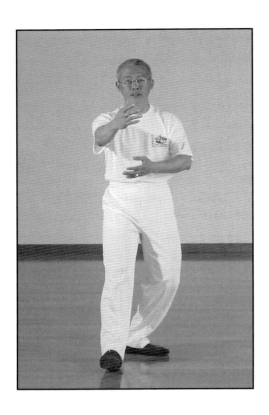

Demonstration von:

Stehübung in der Stellung Hände heben
Beine und Arme im Wechsel

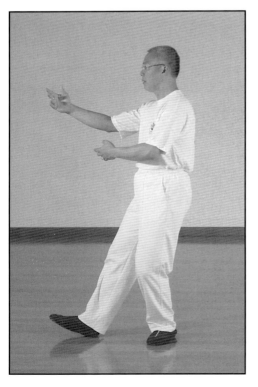

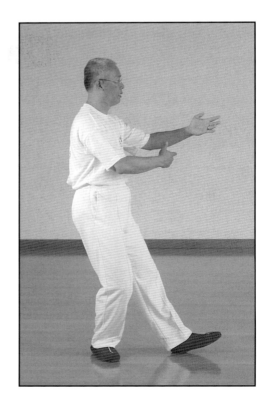

3.   **Hände Heben**-Stellung

In dieser Stehübung wird das zentrale Gleichgewicht während dem Heben und Schließen entwickelt.

Der hintere (linke) Fuß wird fünfzehn Grad eingedreht und trägt das gesamte Körpergewicht. Dabei bleiben die Zehen entspannt, das Gewicht verteilt sich gleichmäßig über die gesamte Sohle und *Yŏngquán* (Punkt der sprudelnden Quelle) ist mit dem Boden verbunden. Die Ferse des anderen (rechten) Fußes befindet sich genau vor der linken Ferse; obwohl sie Bodenkontakt hat, trägt sie jedoch kein Gewicht und die Zehen sind vom Boden gehoben. Das hintere Bein ist im Knie gebeugt, das vordere hingegen ausgestreckt ohne das Knie zu blockieren. Der Körper sollte aufrecht und entspannt sein, mit dem Steißbein eingezogen und Aufmerksamkeit am Scheitelpunkt auf dem Kopf (als ob er von oben herabhängt). Die *Kuà* (Hüftgelenke) sollten gesetzt sein und beide Schultern entspannt und gesunken.

Steht der linke Fuß hinten, dann ist der rechte Arm mit gesenktem Ellenbogen ausgestreckt. Der Bogen von Daumen und Zeigefinger ist auf Schulterhöhe und in einer Linie mit der mittleren Körperachse, die Handfläche zeigt leicht nach oben.

Der linke Daumen ist etwa eine Faustbreite vom rechten Ellenbogen entfernt, die Handfläche zeigt leicht nach oben. Der linke Ellenbogen ist gesenkt und etwa eine Faust weit vom Körper entfernt.

Sobald die physische Struktur besteht, beginnt der mentale Prozess. Die Kreisläufe entsprechen außer bei der physischen Verbindung denen der anderen beiden Stehübungen. In dieser Übung ist allerdings nur der hintere Fuß fest mit dem Boden verbunden und beim mentalen Sinken wird die Aufmerksamkeit nur unter den hinteren Fuß projiziert.

Unabhängig vom Stil basiert das ganze *Tàijíquán* auf den folgenden klassischen Schriften des *Tàijí*:

I)   *Tàijí*-Schrift des *Chang San-Feng*
II)   *Tàijí*-Schrift des *Wang Ts'ung Yueh*
III)   Lied von den Dreizehn Stellungen
IV)   Verständnis der Dreizehn Stellungen
V)   Lied von *Tuīshǒu* (den Fühlend-schiebenden Händen)
VI)   Wichtige *Tàijí*-Aspekte der Familie *Yang*
VII)   Lied von Substanz und Funktion

Alle Stile des *Tàijí* stammen aus der gleichen Quelle. Sie gehen vielleicht verschiedene Wege, treffen sich aber am selben Ziel. Alle Übenden sollten sich fortwährend an den klassischen Schriften orientieren, um sicherzustellen, dass sie den Kontakt zur Quelle nicht verlieren. Wenn von zwei Personen eine die gesamte *Tàijí*-Form ausführt, ohne den in den klassischen Schriften dargelegten Prinzipien zu folgen, die andere hingegen nur eine Bewegung wiederholt, dabei aber den Prinzipien folgt, dann praktiziert nur der letztere Übende wahrlich *Tàijí*.

Der Fortschritt beim *Tàijí* ergibt sich aus der Zeit, die in das Training investiert wurde, gepaart mit einem Verständnis der klassischen Schriften und der Fähigkeit, dieses im Training umzusetzen. Wenn man also ein tieferes Verständnis für die Prinzipien des *Tàijí* entwickelt, dann verbessert sich das *Tàijí* von selbst.

Der Lehrer ist nur ein Medium, durch das die *Tàijí* Weisheit vermittelt wird, der wahre Lehrer sind die klassischen Schriften. Es ist wichtig, dass ein Lehrer nicht von den Prinzipien der *Tàijí*-Schriften abweicht, genau wie die Schüler dafür verantwortlich sind, dem zu folgen, was die klassischen Schriften sagen, und nicht unbedingt der Interpretation des Lehrers. Sowohl Schüler als auch Lehrer sollten sich deshalb immer auf die klassischen Schriften beziehen.

---

[1]Literaturangabe (nicht die Quelle der Klassischen Schriften, sondern die chinesische Version, die am genauesten darauf verweist):

Titel:	*Zhèngzǐ tàijíquán shísān piān*	*Cheng's* Dreizehn Kapitel zu *Tàijíquán*
Autor:	*Zhèng Mànqīng*	Cheng Man-ch'ing
Herausgeber:	*Lánxī tú shū chū bǎn yǒu xiàn gōng sī*	*Lánxī* Publishing Company Ltd - *Taiwan*
Veröffentlich:	*Yī jiǔ jiǔ èr nián liù yuè (bā shuā)*	Juni 1992 (8. Auflage)

太 極 拳 論

1. 一舉動，周身俱要輕靈，尤須貫串。

2. 氣宜鼓盪，神宜內斂。

3. 無使有缺陷處。
   無使有凹凸處。
   無使有斷續處。

4. 其根在腳，發於腿。
   主宰於腰，形於手指。
   由腳而腿而腰，總須完整一氣。

5. 向前退後，乃能得機得勢。
   有不得機得勢處，身便散亂。
   其病必於腰腿求之。

6. 上下前後左右皆然。
   凡此皆是意，不在外面。

7. 有上即有下，有前則有後，有左則有右。
   如意要向上，即寓下意。

8. 若將物掀起，而加以挫之之力。
   斯其根自斷，乃壞之速而無疑。

9. 虛實宜分清楚。
   一處有一處虛實，處處總此一虛實。

10. 周身節節貫串，無令絲毫間斷耳。

11. 長拳者，如長江大海，滔滔不絕也。

1. Während jeder Bewegung sollte der Körper leicht und beweglich, sowie - was am wichtigsten ist - miteinander verbunden [synchronisiert] sein.

2. Das Qí sollte angeregt sein und *Shén* (der Geist) im Inneren gesammelt.

3. Es darf keine unzulänglichen Stellen geben. Vermeide hohle und hervorstehende Stellen. Vermeide Stellen ohne Verbundenheit.

4. Die Wurzel [der entspannten Kraft] liegt in den Füßen; sie wird durch die Beine entwickelt, von der Hüfte kontrolliert und findet in den Fingern ihren Ausdruck. Von den Füßen durch die Beine und zur Hüfte sollte es einen Fluss von Qí geben.

5. Wenn du dich so vorwärts und rückwärts bewegst, wirst du Flexibilität und Schwung haben. Fehlen Flexibilität oder Schwung, und der Körper wird unterbrochen, dann sollte der Fehler hierfür in der Hüfte und in den Beinen gesucht werden.

6. Nach oben oder unten, nach vorn oder hinten, links oder rechts, das ist alles eins. All dies unterliegt dem Geist und zeigt sich nicht physisch.

7. Gibt es oben, dann muss es auch unten geben. Geht es nach vorn, muss es auch nach hinten gehen. Wenn es links gibt, dann muss es auch rechts geben. Wenn die mentale Absicht nach oben gerichtet ist, muss es gleichzeitig eine nach unten gerichtete Absicht geben.

8. Um den Gegner zu heben, muss man sich zuerst nach unten verbinden und dabei die Wurzel brechen, so dass er in einem Augenblick herausgezogen werden kann.

9. Substanziell [voll] und Nicht-substanziell [leer] sollten klar unterschieden werden. In jedem Teil gibt es sowohl substanziell als auch nicht-substanziell. Das Prinzip von substanziell und nicht-substanziell wird auf jede Situation angewandt.

10. Der gesamte Körper sollte miteinander verbunden sein, Gelenk für Gelenk, wie eine Kette. Auch die kleinste Unterbrechung ist dabei zu vermeiden.

11. Ein Schüler von *Chángquán* (Lange Faust: eine frühere Bezeichnung für *Tàijíquán*) ist wie ein Fluss oder ein Meer, ein unendliches Fließen und Rollen.

12. 掤攦擠按採挒肘靠，此八卦也。

13. 進步退步左顧右盼中定，此五行也。

14. 掤攦擠按，即乾坤坎離，四正方也。

15. 採挒肘靠，即巽震兌艮，四斜角也。

16. 進退顧盼定，即金木水火土也。合之則為十三勢也。

17. 原註云。此係武當山張三丰祖師遺論。
    欲天下豪傑延年益壽。不徒作技藝之末也。

12. *Péng* (Abwehren), *Lǚ* (Zurückrollen), *Jǐ* (Drücken), und *Àn* (Stoßen), *Cǎi* (Ziehen), *Liè* (Spalten), *Zhǒu* (Ellenbogenstoß) und *Kào* (Schulterstoß) entsprechen den Acht Trigrammen.

13. Schritt nach vorn, Zurückweichen, Blick nach links, Blick nach rechts und die Mitte beziehen sich auf die Fünf Elemente.

14. *Péng* (Abwehren), *Lǚ* (Zurückrollen), *Jǐ* (Drücken), und *Àn* (Stoßen) beziehen sich auf *Qián, Kūn, Kǎn* and *Lí*. Diese repräsentieren die vier Hauptrichtungen.

15. *Cǎi* (Ziehen), *Liè* (Spalten), *Zhǒu* (Ellenbogenstoß) und *Kào* (Schulterstoß) beziehen sich auf *Xùn, Zhèn, Duì* und *Gěn,* die wiederum die vier Diagonalen darstellen.

16. Schritt nach vorn, Zurückweichen, Blick nach links, Blick nach rechts und die Mitte werden durch Metall, Holz, Wasser, Feuer und Erde repräsentiert. Alle zusammen bilden die Dreizehn Stellungen.

17. Die Anmerkung auf dem Original: Diese klassische Schrift wurde vom [legendären] Begründer, *Chang San-Feng* vom *Wudang* hinterlassen. Der angestrebte Zweck war Gesundheit und ein langes Leben für die Anhänger, nicht nur der Kampf.

1. In dem Moment, in dem man sich bewegt, sollte der Körper frei beweglich sein. Um Beweglichkeit zu haben, muss er das zentrale Gleichgewicht behalten, sowohl in den Stellungen als auch in den Übergängen. Synchronisieren setzt ein Verständnis der Sequenz der Veränderungen voraus, welche die Bewegungen erzeugen. Dann müssen die Sequenzen der Veränderungen in ständiger Beziehung zueinander angepasst werden, um verbundene Bewegungen und nicht nur nur koordinierte Aktionen zu sein.

2. Die mentale Aufmerksamkeit wird benutzt, um das *Qì* zu stimulieren und durch den Körper fließen zu lassen. Der Geist setzt das *Qì* in Bewegung. *Shén* (der Fokus des Geistes) sollte in den Körper gebracht werden, damit die Aufmerksamkeit nicht abschweift.

3. Mängel können beim *Tàijí* unter anderem sein, *Zhōngzhèng* (das zentrale Gleichgewicht) nicht zu behalten, nicht *sōng* (entspannt) zu sein, nicht von der *Kuà* (Hüfte) und *Yāo* (der Taille) aus zu drehen sowie *duàn* (nicht verbunden) zu sein. Beim *Tuīshŏu* (Fühlend-schiebende Hände) *Lì* (rohe Gewalt) zu benutzen, Widerstand zu leisten, nicht zu kleben oder zu haften und den Kontakt zu verlieren, werden ebenfalls als Fehler angesehen. Um derartige Schwächen zu vermeiden, sollte man jedes Wort der klassischen Schriften streng befolgen.

    Die Bewegung sollte glatt und kreisförmig sein. Wenn man den Rücken krümmt (die Brustwirbelsäule einrollt) oder das Gesäß herausstreckt (und damit die untere Wirbelsäule in eine konvexe Beugung bringt), so stört dies die Ausrichtung des Körpers und unterbricht die Verbindung zur Basis. Jede Unterbrechung in der Bewegung hindert die Körperteile an der Synchronisierung und bietet dem Gegner beim *Tuīshŏu* (Fühlend-schiebende Hände) Möglichkeiten zum Angriff.

4. *Yŏngquán* (sprudelnde Quelle) in den Füßen bildet die Wurzel der Körperstruktur. Wenn die Füße fest am Boden stehen (verwurzelt), verbindet man sich, um sich „die Energie der Erde zu leihen". Jede ankommende Kraft kann nun neutralisiert und in den Boden abgeleitet werden. Der Oberkörper wird frei zu entspannen, er ist frei beweglich und kann mit Leichtigkeit *Zhōngzhèng* (das zentrale Gleichgewicht) behalten.

    Das ‚Lied von Substanz und Funktion' stellt fest: „Wenn *Yŏngquán* (sprudelnde Quelle) keine Wurzel hat, dann hat *Yāo* (die Taille) keine Kontrolle." Um die Wurzel in den Füßen zu kultivieren, ist es essenziell, die Zehen zu entspannen, so dass sie nicht den Boden greifen. Das Körpergewicht wird gleichmäßig über die gesamte Sohle verteilt, und das Fußgewölbe muss weich werden, bis *Yŏngquán* (der Punkt der sprudelnden Quelle) Kontakt mit dem Boden hat.

Wenn man *Chén* (Sinken) in der *Tàijí*-Form trainiert, wird die mentale Aufmerksamkeit durch *Yǒngquán* (den Punkt der sprudelnden Quelle) geschickt und tief in den Boden projiziert.

Sind die Beine fest verwurzelt, wird *Jìn* (die entspannte Kraft) durch die Beine geleitet. *Yāo* (die Taille) bestimmt die Richtung der Entladung, indem sie sich von der Hüfte aus dreht. *Jìn* (die entspannte Kraft) wird dann in den Oberkörper übertragen, indem man das Steißbein einzieht und die Hüftgelenke gesetzt hält. Sie fließt durch die Arme, indem man die Schultern sinken und den Oberkörper ‚schmelzen' lässt, dann durch die Handflächen und bis in die Fingerspitzen.

Von den Füßen zu den Beinen bis in die Taille bildet sich eine ununterbrochene, synchronisierte Bewegung und eine Welle mentaler Aufmerksamkeit, und somit ein ununterbrochener Fluss von *Qì*.

5.   Wenn die Bewegung nach vorn oder hinten behindert wird oder nicht synchronisiert ist, dann wird die Verbundenheit unterbrochen und der Körper kann sich nicht als Einheit bewegen. Der Grund dafür ist häufig [eine fehlerhafte] Position der Beine im Verhältnis zum Oberkörper oder, dass *Yāo* (die Taille) ihre Beweglichkeit verloren hat, weil die *Kuà* (Hüftgelenke) blockiert oder nicht in die Gelenkpfannen gesetzt sind.

6.   Im *Tàijí* sind auf und ab, vor und zurück sowie links und rechts manchmal keine physischen Bewegungen, sondern nur Absichten des Geistes.

7.   Alles ist relativ zu seinem Gegenteil. Wenn es *yīn* gibt, dann muss es auch *yáng* geben; geht es nach oben, dann muss es auch nach unten gehen; gibt es vorwärts, dann muss es auch zurück geben; gibt es links, dann muss es auch rechts geben.

Wenn man beim *Tuīshǒu* (Fühlend-schiebende Hände) Partner bis zu einem Punkt nach oben zieht, an dem sie beginnen, ihre Verbundenheit zu verlieren, dann werden sie sich höchstwahrscheinlich nach unten zurückziehen. Schiebt man sie nach vorn, über ihr Zentrum hinaus, werden sie versuchen, sich zurückzuziehen. Zwingt man Menschen weiter nach links, als ihre Balance zulässt, werden sie sich wohl nach rechts zurück drehen. In allen angeführten Situationen ist der Moment des Richtungswechsels der Zeitpunkt, den man zu seinem Vorteil nutzen kann, denn der Gegner kann nun leicht umgeworfen werden.

Um die Bodenhaftung sowie eine Verbindung zur eigenen Wurzel und der des Gegners zu bewahren, muss bei einer aufwärts gerichteten Absicht des Geistes gleichzeitig eine zweite Welle mentaler Aufmerksamkeit tief in den Boden geschickt werden. Ansonsten entwurzelt man sich buchstäblich selbst.

8.   Um einen Gegner anzuheben, muss zuerst die eigene mentale Aufmerksamkeit in die Füße des Gegners geschickt werden, um dessen Wurzel zu brechen. Ist er entwurzelt, dann ist es einfach, in eine beliebige Richtung zu stoßen.

9.   Es ist essenziell, bei sich selbst wie auch beim Gegner substanziell [voll] und nicht-substanziell [leer] zu unterscheiden. Wenn man *Fājìn* (das Freigeben der entspannten

Kraft) vom rechten substanziellen Fuß ausführt, verlangt das Prinzip der kreuzweisen Verbindung, dass die Kraft durch den linken substanziellen Arm freigegeben wird, und umgekehrt. *Jìn* (die entspannte Kraft) sollte in die Wurzel des Gegners geleitet werden, die sich unter seinem oder ihrem substanziellen Fuß befindet. Wenn die substanzielle Kraft des Gegners auf irgendeinem Teil des eigenen Körpers auftrifft, muss dieser sofort nicht-substanziell werden. Substanziell und nicht-substanziell heißt nicht einfach, dass das eine links ist und das andere rechts, bzw. nach oben oder nach unten. Beides ist in jedem Teil des Körpers vorhanden und befindet sich in ständiger Veränderung, gleicht aus und passt sich der jeweiligen Situation an.

10. Um eine Synchronisierung des gesamten Körpers zu erreichen, muss jedes Teil mit den anderen verbunden sein und zu ihnen in Beziehung stehen, während es sich bewegt und verändert. Hat man eine völlige Synchronisation erreicht, dann ist eine Unterbrechung der Verbundenheit ausgeschlossen.

11. In früheren Zeiten wurde *Tàijíquán* als *Chángquán* (Lange Faust) bezeichnet. Trotz des Namens, wenn ein Schüler die Form oder *Tuīshǒu* (Fühlend-schiebende Hände) praktiziert, dann sollten seine Bewegungen wie das gleichmäßige Fließen eines Flusses sein, fortwährend, ohne dem Gegner eine Möglichkeit zum Angriff zu bieten. Der Kreislauf von *Qì* (Lebensenergie) kann mit den Strömungen und Gezeiten des Meeres verglichen werden, und *Jìn* (die entspannte Kraft), die erzeugt wird, bezieht sich auf Wellen und Brandung.

12. *Péng* (Abwehren), *Lǚ* (Zurückrollen), *Jǐ* (Drücken), und *Àn* (Stoßen), *Cǎi* (Ziehen), *Liè* (Spalten), *Zhǒu* (Ellenbogenstoß) und *Kào* (Schulterstoß) sind die vier Hauptrichtungen bzw. die Diagonalen. Zusammengenommen entsprechen sie den Acht Trigrammen.

13. Schritt nach vorn, Zurückweichen, Blick nach links, Blick nach rechts und die Mitte werden mit den fünf Elementen Metall, Holz, Wasser, Feuer und Erde gleichgesetzt.

14. *Péng* (Abwehren), *Lǚ* (Zurückrollen), *Jǐ* (Drücken), und *Àn* (Stoßen) beziehen sich auf *Qián, Kūn, Kǎn* und *Lí*. Diese repräsentieren die vier Hauptrichtungen, d.h. Süden, Norden, Westen und Osten.

15. *Cǎi* (Ziehen), *Liè* (Spalten), *Zhǒu* (Ellenbogenstoß) und *Kào* (Schulterstoß) beziehen sich auf *Xùn* (Wind), *Zhèn* (Donner), *Duì* (Sumpf oder See) und *Gèn* (Berg). Sie stellen die vier Diagonalen dar: Süd-West, Nord-Ost, Süd-Ost und Nord-West.

16. Die vier Hauptrichtungen, die vier Diagonalen und die fünf Elemente bilden zusammengenommen die klassischen Dreizehn Stellungen.

17. Eine Anmerkung auf dem Originaldokument besagt: „Diese ‚klassische Schrift' wurde von *Chang San-Feng* vom Berg *Wudang* hinterlassen", was sich auf den legendären Gründer und den Geburtsort von *Tàijí* bezieht. Der Autor gibt weiterhin den eigentlichen Zweck der Kunst bekannt, nämlich dass die Schüler ein langes und gesundes Leben führen sollen, nicht einfach eine Kampfmethode.

山西王宗嶽

太極拳經

1. 太極者無極而生。
    陰陽之母也。

2. 動之則分靜之則合。

3. 無過不及隨曲就伸。

4. 人剛我柔謂之走，我順人背謂之黏。

5. 動急則急應，動緩則緩隨。

6. 雖變化萬端，而理為一貫。

7. 由着熟而漸悟懂勁。
    由懂勁而階及神明。

8. 然非功力之久，不能豁然貫通焉。

9. 虛靈頂勁氣沉丹田。

10. 不偏不倚忽隱忽現。

11. 左重則左虛，右重則右杳。

12. 仰之則彌高，俯之則彌深。
    進之則愈長，退之則愈促。

1. *Tàijí* wird aus *Wújí* geboren.
   Es ist die Mutter von *Yīn* und *Yáng*.

2. Bei Bewegungen trennen sie [*Yīn* und *Yáng*] sich
   und in Ruhe vereinen sie sich.

3. Es darf nicht übertrieben oder unzulänglich werden.
   Reagiere auf einen Bogen mit Geradem.

4. Wenn die Gegensätze stark sind, muss man geschmeidig werden; das ist Nachgeben.
   Folge der Person zurück, ohne eine Unterbrechung zuzulassen; das ist Kleben (Haften).

5. Ist die Bewegung schnell, reagiere schnell.
   Wenn die Bewegung langsam ist, dann folge langsam.

6. Auch wenn es viele Variationen gibt,
   ist das Prinzip doch immer das Gleiche.

7. Können entwickelt sich in ein Verständnis der Kräfte.
   Verständnis leitet spirituelle Klarheit ein.

8. Nur durch ausdauerndes Üben kann ein tiefes Verständnis erreicht werden.

9. Nimm den Scheitelpunkt auf dem Kopf bewusst wahr.
   Senke das *Qì* zum *Dāntián*.

10. Du darfst dich nicht neigen oder lehnen.
    Verdecke plötzlich und enthülle unerwartet.

11. Wenn die Linke substanziell [voll] ist, wird die Linke nicht-substanziell [leer], und wenn
    die Rechte substanziell [voll] ist, wird die Rechte nicht-substanziell [leer].

12. Wenn der Gegner nach oben angreift, leite ich ihn höher.
    Wenn der Gegner nach unten angreift, ziehe ich ihn tiefer.
    Wenn er nach vorn schreitet, bringe ich ihn zu weit.
    Wenn der Gegner zurückzieht, schließe ich zu ihm auf.

13. 一羽不能加，蠅蟲不能落。
    人不知我，我獨知人。

14. 英雄所向無敵，蓋皆由此而及也。

15. 斯技旁門甚多，雖勢有區別。
    概不外乎壯欺弱，慢讓快耳。

16. 有力打無力，手慢讓手快。
    是皆先天自然之能，非關學力而有為也。

17. 察四兩撥千斤之句，顯非力勝。
    觀耄耋能禦眾之形，快何能為。

18. 立如平準，活似車輪。
    偏沉則隨，雙重則滯。

19. 每見數年純功，不能運化者，
    率自為人制，雙重之病未悟耳。

20. 欲避此病，須知陰陽相濟，方為懂勁。

21. 懂勁後，愈練愈精，默識揣摩，
    漸至從心所欲。

22. 本是舍己從人，多誤舍近求遠。
    所謂差之毫釐，謬以千里。
    學者不可不詳辨焉。是為論。

13. Eine Feder kann nicht hinzugefügt werden.
    Eine Fliege kann sich nicht niederlassen.

14. Der Gegner bemerkt mich kaum, aber er ist mir vollkommen bewusst.
    Derjenige, der all das erreicht, wird unbesiegbar sein.

15. Es gibt viele andere Kampfkünste mit Unterschieden in Stilen und Bewegungen. Ihre
    Ansätze sind dennoch, dass der Starke den Schwachen besiegt und der Langsame dem
    Schnellen Platz macht.

16. Dass der Starke den Schwachen besiegt und der Langsame dem Schnellen Platz macht, ist
    eine angeborene Fähigkeit, aber keine Errungenschaft des Trainings einer Kampfkunst.

17. Betrachtet man den Vers „Nur vier Tael sind nötig, um eine Kraft von eintausend Catty zu
    überwinden", dann zeigt dies, dass der Sieg keine Frage überlegener Stärke ist.
    Beobachtet man einen alten Mann, der eine ganze Horde besiegt, dann fragt man sich:
    Was ist [der Wert] von Geschwindigkeit?

18. Stehe wie eine ausgeglichene Waage und sei beweglich wie ein Rad.
    Durch Sinken kannst du folgen,
    Die Doppelte Schwere macht dich träge (behindert dich).

19. Wenn jemand auch nach Jahren intensiver Übung unfähig ist, sich anzupassen oder zu
    neutralisieren, und leicht von anderen besiegt wird, dann hat er den Fehler der doppelten
    Schwere nicht verstanden.

20. Um diesen Fehler zu vermeiden, muss man die Harmonie (die dynamische Verbindung)
    zwischen *Yīn* und *Yáng* verstehen. Sie führt zu *Dǒngjìn* (Verständnis der Kräfte/Energien).

21. Hat man *Dǒngjìn* erreicht, dann ermöglicht weitere Übung und Analyse eine intensivere
    Verfeinerung. Nach und nach erreichst du ein Niveau, auf dem alles vom Willen von Geist
    und *Xīn* (Herz) ausgeht.

22. Die Grundlage besteht darin, sich selbst zu vergessen, und dem anderen zu folgen.
    Der häufigste Fehler ist, dass die Nähe vermieden und die Entfernung gesucht wird.
    Es heißt: „Auch nur den Bruchteil eines *Lí* zu verfehlen ist das Gleiche wie um tausend *Lí*
    zu verfehlen."
    Ein Schüler muss all diese Punkte umfassend verstanden haben,
    das ist es, was ich [*Wang Ts'ung-Yueh*] sage.

1. *Wújí* ist ein Zustand von Leere, weder Gedanken noch Bewegungen. In dem Moment, indem ein Gedanke in den Kopf kommt, hört *Wújí* auf zu existieren. Es wird dann zum Zustand von *Taìjí*, der aus den Aspekten von *Yīn* und *Yáng* besteht. Deshalb ist *Taìjí* die Mutter von *Yīn* und *Yáng*.

2. Während der Bewegungen teilen sich *Yīn* und *Yáng*, verbleiben aber in Harmonie. In der Ruhe verschmelzen sie.

3. Die Bewegungen in der *Taìjí*-Form und bei den Fühlenden Händen darf man weder übertreiben, noch dürfen sie unzulänglich werden. Dies unterstreicht die Wichtigkeit von Genauigkeit in den Bewegungen. Über- oder untertriebene Bewegungen führen dazu, dass man sich selbst blockiert oder verwundbar für einen gegnerischen Angriff wird. Durch diese Fehler wird die Verbindung zu den entspannten Kräften entweder unterbrochen oder blockiert.

    Um beim *Tuīshǒu* (Fühlend-schiebende Hände) das Neutralisieren der Gegner zu kontern, muss man in ihre runden Bewegungen eindringen und sie in einer geraden Linie weiterführen. Diese Reaktion negiert ihr Neutralisieren und ermöglicht es, das eigene Freigeben erfolgreich anzubringen. (Teilt man einen Kreis in der Mitte, dann kann man immer sein Zentrum lokalisieren.)

4. Wenn der Gegner eine starke Kraft anwendet, dann sei wie ein Schwamm, so beweglich, dass die Kraft keinen Ansatzpunkt findet; das ist Nachgeben. Greift der Gegner an, dann gebe nach, neutralisiere und verbinde dich hinter die Richtung der Kraft. Wenn er oder sie erkennt, dass er/sie zu weit gegangen ist, und sich zum Rückzug entscheidet, dann folge, ohne den Kontakt zu seiner oder ihrer Basis zu verlieren; das ist Kleben.

5. Beim *Tuīshǒu* (Fühlend-schiebende Hände) wird die Geschwindigkeit der Bewegungen vom Gegner bestimmt. Um in der Lage zu sein, sich den Geschwindigkeiten anzupassen, egal ob schnell oder langsam, muss man kleben, haften, folgen; man darf die Verbindung nicht verlieren, keinen Widerstand leisten und man muss fähig sein, auf die Kräfte zu hören und sie zu verstehen.

6. Obwohl es viele verschiedene Bewegungen gibt, bleibt das Leitprinzip bestehen (immer das Gleiche).

7. Wenn man geschickt geworden ist, dann kann man den Zustand von *Dǒngjìn* (Verständnis der Kräfte) erreichen. *Dǒngjìn* zeigt sich, wenn der Gegner sich nicht bewegt; bewegst du

dich nicht, wenn der Gegner auch nur die kleinste Bewegung macht, hast du dich bereits in Voraussicht vorher bewegt. *Dǒngjìn* entwickelt sich später in den Zustand spiritueller Klarheit, oder *Tàijí*-Erleuchtung. Auf dieser Ebene bewegt man sich voraus, wenn der Gegner sich nicht bewegt. Obwohl es in diesem Fall keine offensichtliche körperliche Bewegung gibt, hat der Gegner bereits die Absicht zur Bewegung geformt. Diesen Moment zu erkennen ist möglich, wenn man erst einmal eine tiefe Sensibilität für das ‚Hören' entwickelt hat, ohne dass man auf Körperkontakt angewiesen ist.

8. Spirituelle Klarheit (*Tàijí*-Erleuchtung) erlangt man nur nach vielen Jahren beständiger Übung. *Tàijí* ist ein lebenslanger Prozess.

9. Sich des Scheitelpunktes auf dem Kopf bewusst zu sein, heißt, sich den Kopf als von oben herabhängend vorzustellen. Das Ziel besteht darin, den Körper gerade und aufrecht zu halten und das zentrale Gleichgewicht zu kontrollieren, so dass die Möglichkeit einer eingefallenen Brust (nach vorn gezogene Schultern) minimiert wird, wenn man den Körper entspannt. Das *Qì* sinkt zum *Dāntián*; es wird dabei von der mentalen Aufmerksamkeit geführt, allerdings ohne dass man Anstrengung darauf verwendet. Das *Qì* muss im *Dāntián* (dem Meer des *Qì*) gesammelt und gespeichert werden, bevor es in andere Teile des Körpers geschickt werden kann. Die Fähigkeit, das *Qì* zum *Dāntián* sinken zu lassen, stellt den Eintritt in das erste Stadium der Ebene ‚Erde' dar.

10. Der Körper muss aufrecht und ausgeglichen (Hüften auf einer Ebene) sein. Jedes Lehnen nach vorn oder hinten bzw. jede Neigung zu einer Seite wird dazu führen, dass die Stellung ihr zentrales Gleichgewicht verliert. Wenn man beim *Tuīshǒu* (Fühlend-schiebende Hände) die Fähigkeit hat, die eigene Absicht zu verbergen, dann wird man den Gegner verwirren. Du wirst deshalb deine Gegner kennen, während sie unfähig sind, dich zu kennen. Wenn deine Gegner erkennen, dass dein Stoß ankommt, ist ihre Wurzel bereits gebrochen.

11. Die *Tàijí*-Theorie der kreuzweisen Verbindung besagt, dass die Kraft aus dem linken Fuß durch den rechen Arm abgegeben wird, die Kraft aus dem rechten Fuß dementsprechend durch den linken Arm. Die Kraft aus dem linken Fuß durch den linken Arm oder dem rechten Fuß durch den rechten Arm freigeben, wird als der Fehler von *Shuāngzhòng* (Gleiche Schwere) bezeichnet.

12. Gegner, die sich zu stark (nach vorne) strecken, sind leicht aus ihrer Verbindung zu ihrem Zentrum und zu ihrer Wurzel zu lösen. Wenn der Gegner seinen Angriff nach oben führt, dann ziehe ihn weiter als geplant, um so Stellen zu vermeiden, wo der Stoß sich manifestieren kann. Wenn der Angriff der Gegner tief erfolgt, ziehe ihn tiefer, indem du eine Leere schaffst, die dazu führt, dass sie ihre Balance verlieren. Wenn Gegner sich einen Schritt nach vorn bewegen, dann ziehe sie weiter und bringe sie so aus ihrem Zentrum. Wenn sie erkennen, dass sie ihr Zentrum verloren haben, ist es unvermeidlich, dass sie sich zurückziehen. Du solltest dann sofort folgen und dich ihnen so schnell nähern, dass sie keine Chance bekommen, sich wieder zu sammeln.

13. Nach Jahren des Trainings ist es möglich, ein derartiges Feingefühl zu entwickeln, dass schon das Gewicht einer Feder oder einer Fliege genügt, um dich in Bewegung zu setzen. Bei den Fühlenden Händen („Pushing-Hands") bist du es nicht, der sich von der Kraft entfernt, sondern die Kraft (Feder oder Fliege) ist es, die dich in Bewegung setzt. Wenn du erst die Ebene von *Dǒngjìn* erlangt hast, wirst du dir ständig den Kräften deiner Gegner bewusst sein können.

14. Ist man fähig, seine Absicht zu verbergen, dann werden sich die Gegner deiner nicht bewusst sein.

    Wenn du all die genannten Punkte erreichst, dann wird sich keiner mit deinen *Tàiji*-Fähigkeiten messen können. Allerdings ist es keine Errungenschaft, nur die Theorie zu wiederholen. Vielmehr müssen sich die Prinzipien in deinem Körper zeigen, wenn du die Fähigkeit erlangt hast, sie praktisch anzuwenden.

15. Es gibt verschiedene andere Arten von Kampfkünsten (sogar noch mehr, wenn man jeweils die verschiedenen Stile innerhalb dieser berücksichtigt). Die Gemeinsamkeiten beim Training der meisten dieser Systeme liegen auf der Betonung von Stärke oder Geschwindigkeit. Im wesentlichen entwickeln sie Techniken, die stärkere Kräfte oder größere Geschwindigkeiten nutzen, um ihre Gegner zu überwältigen.

16. Das Konzept, dass der Schwache vom Starken besiegt wird und der Langsame dem Schnellen Platz macht, ist keine besondere Fähigkeit von Kampfkünsten. Dies sind grundsätzliche Instinkte, die sich in fast jeder Sportart zeigen.

17. Um zu verstehen, wie der Schwache den Starken besiegen kann, muss man das Prinzip der vier Tael erlernen, die mit tausend Catty umgehen können. Dieses Prinzip wird im ‚Lied des *Tuīshǒu*' beschrieben. Wenn man einen alten *Tàiji*-Meister beobachtet, wie er eine Reihe junger Schüler umherstößt, dann wird klar, wie gering die Bedeutung großer körperlicher Geschwindigkeit ist. Durch sein *Tīngjìn* (Hören) und *Dǒngjìn* (Verstehen) kann der Meister die Absicht der Gegner schon kennen, bevor die mit der eigentlichen Bewegung begonnen haben. Deshalb ist ein solcher Meister immer einen Schritt voraus. Das ist *Tàiji*-Geschwindigkeit.

18. Damit das zentrale Gleichgewicht erlangt werden kann, musst du aufrecht und wie eine Waage ausgeglichen sein. Wenn du so beweglich bist wie ein Rad, dann kannst du nicht blockiert werden und Kräfte werden sich nicht auf dir manifestieren können. In jeder Bewegung muss Sinken enthalten sein, so dass jede auftreffende Kraft vom Körper durch die Füße in den Boden absorbiert wird. Es sollte weder Widerstand noch Blockierung im Körper existieren, so dass man verwurzelt, sobald man entspannt. Man muss die Fähigkeit entwickeln, dem Gegner ohne Behinderung zu folgen. Doppelte Schwere ergibt sich, wenn man einer Kraft eine andere Kraft entgegensetzt. In der Konsequenz spannt sich der Körper an und die Verwurzlung wird untergraben, was zu Blockierung und Unbeweglichkeit führt.

19. Wenn du nach Jahren der Übung die Prinzipien beim *Tuīshǒu* (Fühlend-schiebende Hände) nicht anwenden kannst und noch immer von den Gegnern umhergestoßen wirst, dann ist das der Grund dafür, dass du das Prinzip der Doppelten Schwere und seine Ursache nicht verstanden hast.

20. Um diesen Fehler zu bereinigen, musst du *Yīn* und *Yáng* in Harmonie bringen, so dass du zehn Prozent *Yīn* bist, wenn dein Gegner zehn Prozent *Yáng* ist, und umgekehrt. Um das zu erreichen, musst du zuerst *Tīngjìn* und *Dǒngjìn* entwickeln, das Hören und Verstehen der Kräfte.

21. Auch dann, wenn du *Dǒngjìn* (Verstehen) erlangt hast, musst du weiter üben, analysieren und die Übung verfeinern, um die Ebene der *Tàijí*-Erleuchtung zu erreichen. Auf dieser Ebene wird der Körper selbstständig dem Willen von Geist und Herz (Gewissen) folgen.

22. Das wichtigste Prinzip heißt, sich nicht durchzusetzen, sondern sich mit dem Gegner zu harmonisieren (dem anderen zu folgen). Unglücklicherweise ignorieren viele Schüler den Prozess (das Nahe), und suchen stattdessen nach dem Resultat (das Ferne). Die Präzision der Bewegung und der Prozess sind allerdings wichtiger. Weichst du am Ursprung um nur einen Millimeter ab, dann könntest du das Ziel um hunderte Kilometer verfehlen (im chinesischen ‚Alten System' für Maße entspricht ein *Lí* etwa 576 m).

Laut *Wang Ts'ung-Yueh* sollen alle *Tàijí*-Schüler die Prinzipien völlig und eindeutig verstehen.

十三勢歌

1. 十三勢來莫輕視。命意源頭在腰際。

2. 變轉虛實須留意。氣遍身軀不少滯。

3. 靜中觸動動猶靜。因敵變化示神奇。

4. 勢勢存心揆用意。得來不覺費功夫。

5. 刻刻留心在腰間。腹內鬆淨氣騰然。

6. 尾閭中正神貫頂。滿身輕利頂頭懸。

7. 仔細留心向推求。屈伸開合聽自由。

8. 入門引路須口授。功夫無息法自修。

9. 若言體用何為準。意氣君來骨肉臣。

10. 想推用意終何在。益壽延年不老春。

11. 歌兮歌兮百四十。字字真切意無遺。

12. 若不向此推求去。枉費功夫貽歎息。

1. Halte das Lied von den Dreizehn Stellungen nicht für unwichtig.
    Die Quelle des Lebens liegt im Bereich der Taille (Hüften).

2. Aufmerksamkeit muss auf dem Wechsel von substanziell (voll) und nicht-substanziell (leer) liegen. Lass das *Qì* frei durch den ganzen Körper fließen.

3. Ruhe leitet die Bewegung ein, und in der Bewegung bleibt Ruhe. Effektivität zeigt sich in der Anpassung an die Veränderungen des Gegners.

4. Wenn man durch alle Bewegungen hindurch die Aufmerksamkeit benutzt, dann kommt der Fortschritt von selbst.

5. Sei dir in jedem Moment deiner Taille (Hüfte) bewusst.
    Entspanne den Unterleib, und das *Qì* wird zum Leben erweckt.

6. Ziehe das Steißbein ein und lege Aufmerksamkeit auf den [erhebe das Shen zum] Scheitelpunkt auf dem Kopf. Wird der Kopf gehalten, als wäre er am Scheitel aufgehängt, so ist der Körper frei beweglich.

7. Gib dem Üben von Fühlend-schiebende Hände besondere Aufmerksamkeit. Lass die Bewegungsabläufe im Ausdehnen und Zusammenziehen, Öffnen und Schließen natürlich sein.

8. Um den Weg zur [*Tàijí-*] Tür gewiesen zu bekommen, bedarf es mündlicher Unterweisung.
    Durch fortwährende Übung und Selbstanalyse ergibt sich die [*Tàijí-*] Methode.

9. Wirst du nach dem Prinzip von Verständnis und seiner Anwendung gefragt, dann antworte: Das *Yì* (geistige Absicht) und das *Qì* sind die Könige, während Fleisch und Knochen ihre Untertanen sind.

10. Was ist das Ziel vom Verständnis und seiner Anwendung?
    Gesund zu bleiben und ein langes Leben zu haben.

11. Dieses Lied, dieses Lied aus einhundertvierzig Wörtern.
    Jedes Wort beinhaltet die Wahrheit und die ganze Bedeutung.

12. Wenn du dich nicht an all das hältst,
    dann ist deine Anstrengung zwecklos und wird nur in einem Seufzer enden.

1. Die Prinzipien aus dem Lied der dreizehn Stellungen müssen ernst genommen werden, sorgfältig geübt werden und dürfen nicht oberflächlich behandelt werden. Der Bereich der Taille ist dort, wo sich die Nieren befinden, und in der traditionellen chinesischen Medizin glaubt man, dass dort die pränatale Lebenskraft gespeichert ist, die man von seinen Eltern erbt. Beim *Tàijí* sind *Kuà* (die Hüfte) und *Yāo* (die Taille) die Quelle der Beweglichkeit des Oberkörpers.

2. Man muss sich immer über substanziell (voll) und nicht-substanziell (leer) bewusst sein, und den Ausdruck davon bei sich und beim Gegner erkennen. Der Theorie der kreuzweisen Verbindung folgend, ist der linke Arm voll wenn der rechte Fuß voll ist und umgekehrt. Ein weiteres Beispiel ist, wenn dein Gegner substanziell (voll) ist, solltest du nicht-substanziell (leer) sein. Wenn dein rechter Arm und dein rechter Fuß im selben Moment substanziell sind, oder du bist substanziell, wenn auch dein Gegner substanziell ist, dann ist dies *Shuāngzhòng* (Gleiche Schwere – häufig falsch übersetzt als ‚Doppelgewichtig‘). Dies wird deine Bewegungen und den Fluss des *Qì* ernsthaft behindern. Wenn du die Veränderungen zwischen dem, was substanziell (voll), und dem, was nicht-substanziell (leer) ist, verstehen kannst, wird das *Qì* fähig sein, durch die Anweisung des Geistes frei und ungehindert durch deinen Körper zu fließen.

3. Der Geist sollte ruhig sein, um das *Qì* in Bewegung zu versetzen, welches dann die physischen Bewegungen hervorruft. Während der Bewegungen darf der Geist nicht abschweifen, sondern muss in der Bewegung völlig präsent sein. Ist der Geist die ganze *Tàijí*-Form hindurch ruhig, dann kannst du die Veränderungen verstehen, die jede Bewegung hervorrufen, und du kannst dir jeder Spannung im Körper bewusst werden. Beim *Tuīshǒu* (Fühlend-schiebende Hände) ermöglicht dir der ruhige Geist, jede Bewegung des Gegners zu ‚hören‘ und deine Reaktion darauf zu verstehen.

    Wenn du fähig bist, dich den Veränderungen des Gegners anzupassen, dann wird die Kraft keine Möglichkeit zum Ansetzen haben. Um die Fähigkeit zu erlangen, sich den Veränderungen des Gegners anzupassen, musst du die Prinzipien der Veränderungen zwischen *Yīn* (nicht substanziell) und *Yáng* (substanziell) verstehen können und fähig sein, sie zu hören. Gleichzeitig musst du kleben und haften, darfst weder Widerstand leisten, noch die Verbindung unterbrechen.

4. Korrekte Übung bringt den Fortschritt von selbst mit sich. Zum richtigen Üben gehört, dass man sich Folgendem bewusst ist: den Bewegungen, der Sequenz, die die Bewegung hervorruft, dem Timing der Veränderungen, der Verbindung, dem zentralen Gleichgewicht in der Bewegung, der Entspannung und dem Sinken in der Bewegung.

5. Die Taille (Hüfte) kontrolliert die Richtung des Oberkörpers. Jeder Richtungswechsel des Oberkörpers muss deshalb von der Taille ausgehen. Wenn der Unterleib entspannt ist, dann wird das *Qì* von selbst sinken und sich im *Dāntián* sammeln. Vom *Dāntián* aus kann das *Qì* in jeden Teil des Körpers gesandt werden.

6. Wenn das Steißbein eingezogen ist und eine Aufmerksamkeit beim Scheitelpunkt auf dem Kopf liegt, dann sind *Níwán* (*Bǎihùi*) und *Huìyīn* ausgerichtet, und die zentrale Körperachse ist hergestellt. Während das zentrale Gleichgewicht beibehalten wird, muss man sich vorstellen, dass der Kopf von oben herabhängt. Das verringert die Wahrscheinlichkeit, dass die Brust kollabiert oder der Rücken zu einem Buckel geformt wird. Hat man das zentrale Gleichgewicht hergestellt, ist der Körper zentriert, ausbalanciert, und damit agil in der Bewegung.

7. Um *Tīngjìn* (Hören) und *Dǒngjìn* (Verstehen) der Kräfte zu kultivieren, muss man die Übung bei den Fühlenden Händen aufmerksam durchführen und dabei Kleben, Haften und Folgen entwickeln, darf aber gleichzeitig die Verbindung nicht lösen oder Widerstand leisten. Hat man dies erreicht, wird sich der Körper von selbst und ohne Vorsatz weiten und zusammenziehen sowie öffnen und schließen.

8. Anfänger beim *Tàijí* benötigen einen qualifizierten Lehrer, der ihnen das *Tàijí*-Wissen vermittelt. Bücher und Videos können nur als Nachschlagewerke dienen und dich nicht wirklich in der Kunst des *Tàijí* unterweisen. Fortschritte ergeben sich nur durch Übung und Selbstanalyse. Lernen ohne zu üben ist wie essen ohne zu verdauen.

9. Frage: Was ist das Hauptprinzip von Verstehen und Anwendung? Antwort: Der Untertan/ der Körper (Fleisch und Knochen) muss den Befehlen des Königs – *Yì* (geistige Absicht) und *Qì* folgen. Bei jeder Bewegung setzt der Geist das *Qì* in Bewegung, und das *Qì* bewegt den Körper.

10. Das Hauptziel beim Verstehen und Anwenden der *Tàijí*-Prinzipien ist, ein gesundes und langes Leben zu erzielen.

11. Im chinesischen Originaltext hat das ‚Lied' zweiundzwanzig Verse mit jeweils sieben Wörtern, was insgesamt einhundertvierzig Wörter ergibt. Die Bedeutung eines jeden Wortes ist klar und wichtig.

12. Wenn du den Prinzipien nicht folgst, die in diesem ‚Lied' enthalten sind, und deine Übungen darauf aufbaust, wirst du nichts erreichen.

十三勢行功心解

1. 以心行氣。務令沉着。乃能收斂入骨。

2. 以氣運身。務令順遂。乃能便利從心。

3. 精神能提得起。則無遲重之虞。所謂頂頭懸也。

4. 意氣須換得靈。乃有圓活之趣。所謂轉變虛實也。

5. 發勁須沉着鬆淨。專主一方。

6. 立身須中正安舒。支撐八面。

7. 行氣如九曲珠。無往不利。
   （氣遍身軀之謂）運勁如百煉鋼，無堅不摧。

8. 形如搏兔之鶻。神如捕鼠之貓。

9. 靜如山岳。動如江河。

10. 蓄勁如張弓。發勁如放箭。

11. 曲中求直。蓄而後發。

12. 力由脊發。步隨身換。

1. The *Xīn* (Geist, Herz) bewegt das *Qì* und bringt es zum Sinken, so dass es in den Knochen konzentriert und gespeichert werden kann.

2. Lass das *Qì* den Körper ungehindert bewegen, so dass es deinem *Xīn* (Geist, Herz) ohne Anstrengung folgt.

3. Wird Shen (der Geist) angehoben, dann gibt es keine Trägheit. Das ist die Bedeutung von ‚der Kopf ist am Scheitelpunkt aufgehängt'.

4. In der Interaktion von *Yì* (geistige Absicht) und *Qì* sollte es freie Beweglichkeit geben, so dass es [*Qì*] rund und lebendig wird. Dies ist die Bedeutung von ‚Wechsel von substanziell (voll) und nicht-substanziell (leer)'.

5. Wenn man *fājìn* (die Kraft entlädt), sollte der Körper entspannen und sinken. Konzentriere dich auf die eine Richtung.

6. Ist der Körper aufrecht, gelöst und ruhig, dann werden die Füße alle acht Richtungen ermöglichen.

7. Lenke das *Qì*, als würdest du die ‚neun gewundenen Perlen' auffädeln; durch ununterbrochenes Fließen kann es jeden Punkt ungehindert erreichen.

   [Wenn das *Qì* durch den Körper fließt], dann ist *Jìn* (die entspannte Kraft) wie gehärteter Stahl, sie überwindet jede feste Verteidigung.

8. Wirke wie ein Falke, der Beute auf einen Hasen macht. Konzentriere *Shén* (den Geist) wie die Katze, die eine Maus verfolgt.

9. Sei ruhig wie ein Berg und bewege dich wie ein Fluss.

10. Speichere *Jìn* (die entspannte Kraft) so, wie du einen Bogen spannst, entlade *Jìn* (die entspannte Kraft), wie du einen Pfeil loslässt.

11. Suche das Gerade im Gebogenen, erst musst du speichern, dann entladen.

12. Die Kraft wird durch den Rücken freigegeben, die Schritte folgen den Veränderungen des Körpers.

13. 收即是放，斷而復連。

14. 往復須有摺疊。進退須有轉換。

15. 極柔軟。然後極堅剛。

16. 能呼吸。然後能靈活。

17. 氣以直養而無害。勁以曲蓄而有餘。

18. 心為令。氣為旗。腰為纛。

19. 先求開展。後求緊湊。乃可臻於縝密矣。

20. 又曰：「彼不動，己不動。彼微動，己先動。」

21. 勁似鬆非鬆，將展未展。勁斷意不斷。

22. 又曰：「先在心，後在身。」

23. 腹鬆氣沉入骨。神舒體靜。

24. 刻刻在心。切記：一動無有不動，一靜無有不靜。

25. 牽動往來，氣貼背而斂入脊骨。

26. 內固精神。外示安逸

27. 邁步如貓行。運勁如抽絲。

28. 全身意在精神，不在氣；在氣則滯。
    有氣則無力。無氣則純剛。
    氣若車輪，腰如車軸。

13. Aufnehmen heißt freigeben, wird die Verbindung unterbrochen, dann verbinde dich erneut.

14. In Bewegungen nach vorn oder hinten sollte Falten enthalten sein.
Beim Vordringen oder Zurückweichen sollte es Richtungswechsel geben.

15. Äußerste Weichheit ergibt äußerste Festigkeit und Zähigkeit.

16. Nur durch die Fähigkeit ein- und auszuatmen wird es Beweglichkeit geben.

17. Wenn *Qì* natürlich kultiviert wird, besteht keine Gefahr.
Wird *Jìn* (die entspannte Kraft) gespeichert, dann besteht ein Überschuss.

18. *Xīn* (Geist, Herz) ist der Befehlshaber, *Qì* ist die Flagge und *Yāo* (die Taille) ist das Banner.

19. Erstrebe zuerst Ausweitung, während du dich öffnest, dann suche Zusammenziehen beim Schließen. Das wird zu perfekter Verfeinerung führen.

20. Es heißt: „Wenn sich der andere nicht bewegt, dann bewege ich mich nicht.
Zeigt sich beim anderen die kleinste Bewegung, gehe ich voraus."

21. *Jìn* (die Kraft) erscheint *sōng* (entspannt), sie ist aber nicht *sōng* (entspannt), sondern dabei, sich auszudehnen, obwohl sie sich noch nicht ausgedehnt hat.
Jìn (die entspannte Kraft) kann die Verbindung lösen, der Verstand darf das jedoch nicht.

22. Auch sagt man: „Erst *Xīn* (Geist, Herz), dann der Körper."

23. Entspannt sich der Unterleib, sinkt das *Qì* in die Knochen.
Wenn sich *Shèn* (der Geist) beruhigt, wird der Körper ruhig.

24. Behalte dies in *Xīn* (deinem Herzen).
Denke daran: Wenn du dich bewegst, bewegt sich jeder Teil von dir.
Wenn du ankommst, kommt jeder Teil von dir an.

25. Wenn du dich nach vorn und hinten bewegst,
haftet das *Qì* am Rücken und dringt in die Wirbelsäule.

26. Sei innerlich wachsam und achte genau auf *Shèn* (den Geist),
wirke äußerlich ruhig und entspannt.

27. Gehe wie eine Katze.
Übertrage *Jìn* (die Kraft), wie du einen Seidenfaden aus dem Kokon ziehst.

28. *Yì* (die Absicht) sollte beim *Jīngshén* (Geist) sein, nicht beim *Qì*, sonst stagniert das *Qì*.
Mit *Qì* wird sich außergewöhnliche Kraft entwickeln.
Ohne *Qì* gibt es nur *Lì* (rohe Kraft).
Qì ist wie ein Wagenrad, und *Yāo* (die Taille) ist wie die Achse.

1. Der Fluss des *Qì* wird vom Geist gelenkt, zuerst ins *Dāntián*, dann zu den Gliedmaßen und schließlich durch den Meridianpunkt *Huìyīn* zu den drei Toren *Wěilǚ*, *Yùzhěn* und *Níwán*. Das macht es möglich, dass das *Qì* in die Knochen absorbiert wird.

2. Wenn der Körper das zentrale Gleichgewicht erlangt hat, wenn er entspannt und verbunden ist, dann kann das *Qì* ungehindert durch den Körper fließen. Wenn das *Qì* uneingeschränkt fließen kann, kann es vom Willen des Geistes gelenkt werden.

3. Wenn *Shén* (der Geist) erhoben wird und sich die Meridianpunkte *Huìyīn* und *Níwán* in einer Linie befinden, ist das zentrale Gleichgewicht erreicht. Dadurch wird der Körper aufrecht, zentriert und ausbalanciert sein, gleichzeitig aber nicht schwerfällig. Das ist die Bedeutung davon, dass der Kopf von oben herabhängt.

4. Wird die Bewegung vom Geist initiiert, der das *Qì* leitet, dann interagieren Geist und *Qì* mit freier Beweglichkeit. Der Körper kann sich dementsprechend ohne Hindernis bewegen und ist, vorausgesetzt, das zentrale Gleichgewicht wird beibehalten, zentriert und verwurzelt sowie in Balance bei Bewegungen nach links/rechts und oben/unten. Dann ist der Fluss des *Qì* natürlich rund und lebendig. Auch dies ist die Bedeutung von ‚Wechsel der Substantialität‘.

5. Wenn man *Fājìn* (die entspannte Kraft freigibt), muss der Körper entspannt sein. Jede Spannung im Körper reduziert den Grad der Verwurzlung und untergräbt die Wurzel. Spannung vermindert außerdem die Verbindung der Arme zum Körper, des Körpers zur Basis und die der Basis/der Füße zum Boden. Wird *Jìn* (die entspannte Kraft) zum Freigeben gespeichert, ist der Körper aber gleichzeitig angespannt, dann werden bis zu 50% der Kraft von der eigenen Muskulatur verbraucht, so dass nur die Hälfte auf den Gegner übertragen werden kann. Vollständige Entspannung ist der einzige Weg, um die gesamte Kraft uneingeschränkt abzugeben.

    Sinken ist ein mentaler Prozess, bei dem der Geist das *Qì* nach unten, durch den Körper in die Füße, in den Boden lenkt und damit eine Wurzel schafft, die es möglich macht, sich "Energie von der Erde zu leihen". Wenn der Körper sich also entspannt und sinkt, baut sich Kompression auf, welche das federartige *Jìn* (die entspannte Kraft) produziert. Wenn *Jìn* (die entspannte Kraft) abgegeben wird, muss man die mentale Aufmerksamkeit auf die Richtung fokussieren und so weit wie möglich hinter den Gegner projizieren.

6. Solange der Körper aufrecht ist, kann das zentrale Gleichgewicht beibehalten werden. Ist

der Körper locker, dann ist er auch entspannt (und frei von unnötiger Spannung). Wenn der Geist ruhig ist, kann er mit dem Körper in Harmonie sein. Ist man dann gleichzeitig aufrecht, locker und ruhig, dann kann der Oberkörper leicht werden, und die Basis schwer (verwurzelt). Sie ist dann in der Lage den Körper in alle acht Richtungen zu unterstützen (die vier Hauptrichtungen plus der Diagonalen).

7. Die wörtliche Übersetzung aus dem chinesischen Originaltext lautet: „Lenke das *Qì*, als wenn du die ,neun gewundenen Perlen' auffädelst". Das sollte nicht wörtlich genommen werden, der Ausdruck ,die neun gewundenen Perlen auffädeln' bezieht sich auf den ununterbrochenen Fluss. Wenn das *Qì* ohne Unterbrechung fließt, kann es reibungslos jeden Ort erreichen. Ist der Körper zentriert, entspannt und verbunden, so kann der Geist das *Qì* ununterbrochen ins *Dāntián* lenken, und vom *Dāntián* in die Füße, von wo aus es in die Finger zurückprallt.

    Wenn das *Qì* leicht und ohne Unterbrechung durch den Körper fließen kann, vom *Huìyīn* zum *Níwán* (Scheitelpunkt auf dem Kopf), dann ist die entspannte Kraft so rein und stark wie gehärteter Stahl. Wenn sie entladen wird, kann ihr nichts widerstehen.

8. Wenn ein Adler Beute auf einen Hasen macht, dann zieht er mit scharfen Augen wachsam seine Kreise. Eine Katze, die eine Maus verfolgt, ist ruhig, entspannt und fokussiert und geht erst zum Angriff über, wenn der richtige Moment gekommen ist. Beim *Tuīshǒu* (Fühlend-schiebende Hände) muss man in jedem Moment ebenso feinfühlig sein und eine Möglichkeit in dem Moment ergreifen, in dem sie sich zeigt. Der Adler repräsentiert die ununterbrochene Wachsamkeit für einen Moment des Angriffs, die Katze steht für das Erkennen des korrekten Timings und der Richtung. Blindes Stoßen muss vermieden werden, wenn sich keine Erfolg versprechende Möglichkeit bietet. Ein Angriff, der im falschen Moment ausgeführt oder in die falsche Richtung gelenkt wird, schlägt sicherlich fehl.

9. Wenn man sich nicht bewegt, sollte man so ruhig, regungslos, verwurzelt und unerschütterlich wie ein Berg sein. In der Bewegung sollte man fließend, weich und kraftvoll wie ein Fluss sein, der alles davonspült, was ihm im Weg steht.

10. Bevor ein Pfeil abgeschossen werden kann, muss die Bogensehne gezogen werden, um eine elastische Kraft zu schaffen. Eine Feder muss zusammengedrückt werden, bevor sie eine zurückprallende Kraft erzeugen kann. Dementsprechend besteht die Notwendigkeit zu sinken und aufzuladen, bevor *Jìn* (die entspannte Kraft) freigegeben werden kann. Beim Abschuss eines Pfeils von einem Bogen darf es keinen Moment des Zögerns geben. Gleiches trifft beim *Fājìn* (Freigeben der entspannten Kraft) zu: Zögern reduziert die abgegebene Kraft.

11. Die Bewegungen beim Nachgeben und Neutralisieren sind rund. Wenn du beim Angriff eine Linie von deinen Füßen durch die Kontaktstelle in den substanziellen Fuß des Gegners etablieren kannst, dann ist es möglich, seinen Kreis zu durchtrennen und seine Neutralisierung unwirksam zu machen.

In Bögen zu neutralisieren ist *Yīn*, in geraden Linien angreifen ist *Yáng*. Wenn man also neutralisiert, ohne anzugreifen, ist das *Yīn* ohne *Yáng*, was normalerweise darin endet, dass man in eine Ecke gedrängt und dann umgeworfen wird. Einen Angriff in eine Richtung fortzusetzen ohne einen Richtungswechsel ist *Yáng* ohne *Yīn*, was meist dazu führt, dass man sich zu weit aus seinem Zentrum bewegt und leicht zurückgerollt oder herausgezogen wird. Auch in der geraden Linie sollte es deshalb einen Bogen geben, und umgekehrt. Dann werden sich *Yīn* und *Yáng* in Harmonie befinden. Sinke, um Energie aufzubauen, speichere sie, bevor du entlädst.

12. Wenn man *Fājìn* ausübt (die entspannte Kraft freigibt), wird *Jìn* (die entspannte Kraft) durch den Rücken übertragen. Beim Prozess des Freigebens zieht man das Steißbein ein, um genug Raum für das Entspannen der Rückenmuskeln, das Fallen der Schulterblätter und das Sinken der Schultern bereitzustellen. Die Fußarbeit muss den Veränderungen der Körperbewegungen folgen.

13. Zu empfangen heißt, die ankommende Kraft ohne jeden Widerstand anzunehmen und es ihr zu gestatten, durch den Körper in den Boden zu fließen, um sie dadurch vollständig zu neutralisieren. Es handelt sich hierbei nicht einfach um völliges Neutralisieren der ankommenden Kraft und dann das Freigeben der eigenen: *Yīn* und *Yáng* müssen sich immer in Harmonie befinden. Mit anderen Worten, wenn zehn Prozent einer Kraft neutralisiert werden, sollten zehn Prozent an Kraft bereits zum Angreifer zurückkehren. Auf der Stufe des *Jiējìn* (der Empfangenden Kraft) wird das sehr deutlich. Wenn die Verbindung gelöst wird, muss sie sofort wieder hergestellt werden.

14. Wenn man sich nach vorn oder hinten bewegt, sollte die Technik des Faltens genutzt werden. Ist die Handfläche neutralisiert, folgt der Unterarm hinein, indem man am Handgelenk faltet. Dementsprechend folgt: Wenn der Unterarm neutralisiert wird, faltet sich der Ellenbogen, damit der Oberarm hineinfolgen kann. Wenn der Oberarm neutralisiert ist, faltet sich die Schulter, damit der Körper hineinfolgen kann. Das ist es auch, was mit der Aussage „die Hände sind nicht (die einzigen) Hände, der ganze Körper ist eine Hand" ausgesagt wird. Beim Angriff oder Rückzug muss es immer einen Richtungswechsel geben, um geradlinige Bewegungen zu vermeiden.

15. Extreme Weichheit heißt nicht, dass man schlapp oder schlaff wird. Stattdessen bedeutet es Entspannung und Loslassen jeder unnötigen physischen Spannung, während man die körperliche Struktur beibehält. Dies wird eine zähe Elastizität produzieren.

16. Natürliches Atmen, ohne den Atem zu halten oder zu keuchen, ermöglicht es dem Körper, zu entspannen und frei beweglich zu werden.

17. Wenn *Qì* kultiviert ist und zirkuliert, führt dies zu guter Gesundheit und unterstützt den Körper, statt ihm zu schaden. Wenn man *Jìn* (die entspannte Kraft) speichert, wird sie verfügbar sein. Fortwährendes Entspannen, Sinken und Verbinden stellt ununterbrochen *Jìn* (entspannte Kraft) zur Verfügung. Wenn eine solche Kraft beim *Tàijí* ständig im Körper präsent ist, nennt man das *Péngjìn*.

18. *Xīn* (Geist, Herz) steuert das *Qì*, welches deshalb der Richtung des Geistes folgt und den Körper in Bewegung setzt. *Yāo* (die Taille) kontrolliert die Richtung der Bewegung.

19. Am Anfang sollten die Bewegungen groß und ausladend geübt werden, um die Gelenke zu öffnen und die Bänder zu dehnen. Mit zunehmendem Fortschritt verfeinert sich das Timing und die Abfolgen der Stellungen verbinden sich. Die Verfeinerungen führen automatisch dazu, dass die Bewegungen kleiner und kompakter werden und sich synchronisieren.

20. Beim *Tuīshǒu* (den Fühlend-schiebenden Händen) sollten die Bewegungen vom Gegner initiiert werden. Wenn sich der Partner also nicht bewegt, bewegst du dich auch nicht. Wenn du dich mit jeder seiner oder ihrer kleinsten Bewegung synchronisierst und dabei verbunden bleibst, kannst du ihn/sie dazu bringen, sich aus seinem/ihrem Zentrum zu bewegen. Dies ist die Bedeutung von „Vorausbewegen" sowie ein deutliches Beispiel von *Dǒngjìn* (Verstehen der Kräfte).

21. *Jìn* (die entspannte Kraft) ist weder hart noch weich, sondern fest und elastisch. Jedes Ausdehnen erfordert auch Zusammenziehen, und im *Fājìn* (Freigeben der Kraft) muss Sinken enthalten sein.

    Nachdem du die Kraft an deinen Gegner abgegeben hast, löst dein *Jìn* die Verbindung, doch die mentale Konzentration des Geistes sollte weiterhin in die gleiche Richtung gehen.

22. Wenn *Xīn* (Geist, Herz) zum König gemacht wird und der Körper zum Untertan, dann kann der Geist befehlen und der Körper wird folgen.

23. Wenn der Unterleib entspannt ist, sinkt das *Qì* ins *Dāntián*. Vom *Dāntián* fließt es durch den Körper und in die Knochen, wo es die Dichte des Knochenmarks verstärkt.

    Ist *Shén* (der Geist) ruhig und in Harmonie mit dem Bewusstsein, dann ist der Körper entspannt.

24. Um jede Stellung zu beginnen, verbinden sich alle Körperteile und verändern sich, um die Bewegung hervorzurufen. Um die Stellung abzuschließen, synchronisieren sich alle Körperteile, so dass ihre Ankunftszeit die gleiche sein wird, obwohl sie alle unterschiedliche Ziele haben. Wenn beim *Tuīshǒu* (Fühlend-schiebende Hände) die Kraft des Gegners auf deinem Körper angekommen ist, dann passt sich der gesamte Körper an, nicht nur das Gebiet direkt um die Kontaktstelle.

25. Wenn *Qì* durch den Meridianpunkt *Huìyīn* zum Meridianpunkt *Níwán* (Scheitelpunkt auf dem Kopf) fließen kann, dann zeigt das die dritte Stufe der Ebene ‚Erde' an. An dieser Stelle durchdringt *Qì* die Wirbelsäule und andere Knochen, wenn es die drei Tore passiert.

26. Im Inneren müssen Verstand und *Shén* (Geist) ruhig sein, äußerlich darf keine Spannung vorhanden sein, damit das *Qì* ungehindert fließen kann.

27. Die Fußarbeit sollte weich und ausbalanciert sein, dabei aber gleichzeitig stabil und verwurzelt, wie der Gang einer Katze. Während des Freigebens sollte *Jìn* (die entspannte

Kraft) ein fortwährender Fluss sein, von den Füßen durch die Beine, Hüfte, Körper, Arme und die Finger, ohne Pause oder Unterbrechung, als ob man Seide aus einem Kokon zieht.

28. *Yì* (die mentale Absicht) sollte beim *Jīngshén* (Geist) sein, nicht beim *Qì*. Denkst du an das *Qì*, dann sind deine Gedanken im Kopf eingeschlossen, und deine Aufmerksamkeit ist nicht in den Körper gewandert. *Qì* kann so nicht fließen und könnte stagnieren. Bewegungen, die fließendes *Qì* enthalten, werden schließlich außergewöhnliche Kräfte entwickeln (mentale Kraft). Bewegungen ohne ein fließendes *Qì* können nur *Lì* (rohe Kraft) entwickeln. Die Taille ist die Achse, welche die horizontale Richtung (links oder rechts) des rotierenden *Qì* kontrolliert

打手歌

1. 掤攦擠按須認真。
2. 上下相隨人難進。
3. 任他巨力來打吾。
4. 牽動四兩撥千斤。
5. 引進落空合即出。
6. 黏連貼隨不丟頂。

1. Sei gewissenhaft bei *Péng* (Abwehren), *Lǚ* (Zurückrollen), *Jǐ* (Drücken), und *Àn* (Stoßen).

2. Sind Oberes und Unteres aufeinander abgestimmt,
   wird es schwer für andere, einzudringen.

3. Lass ihn nur extreme *Lì* (rohe Gewalt) anwenden, um mich zu treffen.

4. Lenke seine Bewegungen mit nur vier *Tael* (1 *Tael* entspricht ca. 15 Gramm), um eine
   Kraft von eintausend *Catty* (1 *Catty* entspricht ca. 240 Gramm) zu neutralisieren.

5. Ziehe ihn ins Leere, verbinde dich, sammle [die Kraft], dann sende sie aus.

6. *Nián* (hafte), *lián* (verbinde), *tiē* (klebe) [und] *suí* (folge), ohne die Verbindung zu
   unterbrechen oder Widerstand zu leisten.

1. Gewissenhaft sein bedeutet, es nicht auf die leichte Schulter zu nehmen, sondern es genau und ernsthaft zu untersuchen. *Péng* (Abwehren), *Lǚ* (Zurückrollen), *Jǐ* (Drücken), und *Àn* (Stoßen) sind die vier Hauptrichtungen beim *Tuīshǒu* (den Fühlend-schiebenden Händen); beim Training muss auf die Genauigkeit geachtet werden. Die Übenden sollten erkennen, wann sie *péng* (abwehren), wann *lǚ* (zurückrollen), wann *jǐ* (drücken) und wann *àn* (stoßen). Wenn man *Lǚ* anwendet, sollte man nicht auf den eigenen Körper zurückrollen. Wendet man Péng an, sollte man nicht den Körper des Gegners abwehren. Bei *Àn* (Stoßen) oder *Jǐ* (Drücken) solltest du die Energie speichern (absorbieren oder sinken), bevor du sie entlässt. Es ist von großer Wichtigkeit, beim Nachgeben und Neutralisieren auf das Timing zu achten.

2. Der Ober- und der Unterkörper müssen verbunden sowie zentriert und ausgerichtet sein. Alle Teile des Körpers sind synchronisiert und jedes Teil bewegt sich in Relation zu den anderen, was es einem Gegner erschwert, eine Lücke zu finden, um einzudringen und anzugreifen.

3. Lass den Gegner all seine Kraft und Anstrengung beim Angriff verschwenden.

4. Selbst wenn dein Gegner mit großer Kraft angreift (eintausend Catty), hat der Angriff keine Möglichkeit sich zu manifestieren, wenn man der Richtung und dem Impuls der Kraft ohne Widerstand folgt. Dann ist nur eine sehr geringe Kraft (vier Tael) nötig, um den Angriff des Gegners abzulenken und zu neutralisieren.

    Hinweis: Tael und Catty sind alte chinesische Einheiten, um Gewicht zu messen. 16 Taels ergeben zusammen ein Catty (ein Tael entspricht etwa 15 Gramm, ein Catty sind etwa 240 Gramm).

5. Gibst du in die Richtung der angreifenden Kraft nach und folgst dem Impuls ohne Widerstand, dann kannst du die Kraft des Angreifers zu einem Punkt ausweiten, an dem er sein Gleichgewicht verliert und ins Leere fällt. Verbindest du dich gleichzeitig in deine eigene Wurzel, entwickelst du deine eigene Kraft. Wenn die Gegner dann erkennen dass sie über ihr Zentrum hinausgegangen sind, kannst du ihrem Rückzug folgen und die gespeicherte Energie freigeben.

6. Du solltest wie ein Schwamm sein, der so weit nachgibt, wie er eingedrückt wird, und so weit zurückkommt, wie er zurückgezogen wird. Wenn du ohne die Verbindung zu lösen und ohne Widerstand zu leisten *tiē* (kleben) *lián* (verbinden) *nián* (haften), [und] *suí* (folgen) kannst, wirst du fähig sein, allen Veränderungen (Richtungswechseln) des Gegners zu folgen. Die Übung all dieser Qualitäten entwickelt *Tīngjìn* (Hörende Energie), *Dǒngjìn* (Verstehende Energie) und schließlich *Shénmíng* (geistige Klarheit/Erleuchtung).

楊家太極拳要領
　　　楊澄莆口授

1. 虛靈頂勁。

2. 含胸拔背。

3. 鬆腰。

4. 分虛實。

5. 沉肩墜肘。

6. 用意不用力。

7. 上下相隨。

8. 內外相合。

9. 相連不斷。

10. 動中求靜。

11. 似拉鋸式。

12. 我不是肉架子。

13. 磨轉心不轉。

14. 撥不倒，不倒翁。

1. Erhebe *Shén* (den Geist) zum Scheitelpunkt auf dem Kopf.

2. *Hán* (zurücknehmen – nicht offenbaren) die Brust und *bá* (ausbreiten) den Rücken..

3. *Sōng* (entspanne) the *Yāo* (die Taille/Hüfte).

4. Unterscheide *Shí* (substanziell-voll) und *Xū* (nicht substanziell-leer).

5. *Chén* (senke) die Schultern und hänge [lasse fallen] die Ellenbogen.

6. Verwende *Yì* (mentale Aufmerksamkeit), und nicht *Lì* (rohe Gewalt).

7. Ober- und Unterkörper synchronisieren sich.

8. Inneres und Äußeres sind in Harmonie.

9. Sei verbunden und ohne Diskontinuität.

10. Suche Ruhe in der Bewegung.

11. [Sei wie] zwei sägende Männer.

12. Ich bin kein Fleischständer [Fleischhaken].

13. Der Mühlstein dreht sich, aber die Achse [dreht sich] nicht.

14. Sei ein Stehaufmännchen, das man nicht umwerfen kann.

1. *Shén* (den Verstand) zum Scheitelpunkt auf dem Kopf zu schicken entspricht dem gleichen Prinzip wie das Halten des Kopfes, als ob er von oben herabhängt, wobei man sich des Scheitelpunktes auf dem Kopf bewusst ist. Als ich direkt unter *Huang Sheng-Shyan* mit dem Training begann, legte er gelegentlich eine leere Streichholzschachtel auf meinen Kopf, während ich übte. Das half mir dabei, die Form hindurch ein Bewusstsein am Scheitelpunkt auf dem Kopf zu halten. Später wurde der Körper aufrecht und die Meridianpunkte *Níwán* und *Huìyīn* richteten sich aus. Hat man das erreicht, drehen sich die Stellungen um das zentrale Gleichgewicht, das freie Beweglichkeit in allen (Ober-)Körperbewegungen sicherstellt.

2. *Hán* (zurücknehmen – nicht offenbaren) die Brust, indem du die Brust von innen her entspannst und leer werden lässt. Um dabei das Krümmen des Rückens zu vermeiden, stelle dir den Scheitelpunkt auf dem Kopf so vor, als ob er von oben herabhängt.

   Um den Rücken *bá* (auszubreiten), löse alle Spannung in den Rückenmuskeln und erlaube den Schulterblättern, nach unten zu fallen. Das *Qì* wird nur dann in das *Dāntián* sinken, wenn die Brust entspannt und geleert, und der Rücken ausgebreitet ist.

3. Entspanne *Yāo* (die Taille/Hüfte), indem du die Spannung um den Mittelteil des Torsos loslässt und *Kuà* (die Hüftgelenke) in ihre Sockel (Hüftpfanne) setzt. Wenn *Yāo* (die Taille) entspannt und die *Kuà* (Hüftgelenke) gesetzt sind, wird das eine gesteigerte Mobilität im Oberkörper zur Folge haben. Beachte: Wenn beim *Tàijí* von *Yāo* (der Taille) die Rede ist, dann bezieht dies auch gleichzeitig die *Kuà* (Hüftgelenke) mit ein; sie drehen sich als eine Einheit, sind verbunden und arbeiten zusammen.

4. Viele Schüler vereinfachen die Unterscheidung zwischen substanziell (voll) und insubstanziell (leer) zu stark, wenn sie nur die Gewichtsverteilung unterscheiden. Es hat aber eher mit dem Erkennen und lokalisieren größerer und kleinerer Kräfte zu tun, sowohl die ankommenden, als auch die ausgesandten. Es bezieht sich nur wenig auf die Verlagerung der Körpermasse über den einen oder den anderen Fuß. Man muss fähig sein, sowohl in den Fuß zu sinken, der das meiste Gewicht trägt, und Kraft aus ihm zu ziehen, als auch in den, der das wenigste Gewicht trägt, um die Kraft aus jenem zu ziehen, beides häufig sogar gleichzeitig.

   Die eigene Substanzialität und Insubstanzialität zu verstehen, schließt auch das Prinzip der kreuzweisen Verbindung ein (genauere Ausführungen hierzu in Punkt 9 der Interpretation von Chang San-Fengs klassischer Schrift): Wenn man *Jìn* (die entspannte Kraft) vom rechten, substanziellen Fuß aus freigibt, dann sollte sie durch den linken substanziellen Arm übertragen werden, und umgekehrt. Das ist die Bedeutung von „wenn die Rechte substanziell (voll) ist, dann ist die Rechte nicht substanziell (leer), und wenn die Linke substanziell (voll) ist, dann ist die Linke nicht substanziell (leer)". Die Fähigkeit, sich jeder Situation anzupassen und zu harmonisieren, kann nur erlangt werden, wenn man es schafft, substanzielle und nicht-substanzielle Kräfte zu unterscheiden.

5. Die Schultern *chén* (senken) heißt, den Bereich um die Schultergelenke weich werden zu lassen und die Schulterblätter mit einer nach unten gerichteten Absicht loszulassen. Das verbindet die Arme mit dem Körper. Das Hängen der Ellenbogen erreicht man, indem man sie durch das Gewicht der Arme nach unten fallen lässt, jedoch nicht bis zum kollabieren. Im *Tuīshǒu* (Fühlend-schiebende Hände) ermöglicht das Sinken der Schultern *Jìn* (der entspannten Kraft), vom Torso in die Arme zu fließen. Das Hängenlassen der Ellenbogen fungiert als Drehpunkt, um *Jìn* (die entspannte Kraft) in die Füße des Gegners zu lenken, um dessen Wurzel zu brechen. Ist man unfähig, die Schultern zu *chén* (senken) oder die Ellenbogen hängen zu lassen, beeinflusst das sowohl das Entspannen und Leeren der Brust als auch das Ausbreiten des Rückens, was wiederum das Sinken des *Qì* in das *Dāntián* behindert.

6. Benutze *Yì* (den gerichteten Geist) und nicht *Lì* (rohe Gewalt). In äußeren Kampfkünsten basiert das Training häufig auf Techniken, die Muskelkraft und rohe Gewalt benutzen. Solches Üben kann nur zur Entwicklung von *Lì* oder körperlicher Kraft führen. *Tàijí* entwickelt eine innere Kraft, die keine körperliche Stärke benötigt, indem man trainiert, die Bewegungen von *Yì* (dem gerichteten Geist) ausgehen zu lassen. *Yì* (der Geist) steuert das *Qì*, das *Qì* motiviert die physische Bewegung. Wenn *Qì* die maximale Verdichtung erreicht, wird *Jìn* die produzierte (entspannte) Kraft zu einer inneren Kraft.

7. Um eine Synchronisation des Ober- und Unterkörpers zu erlangen, ist ein Verständnis der Reihenfolge der Veränderungen nötig, die die Bewegung erschaffen. Die Sequenzen sind zeitlich aufeinander abgestimmt und verändern sich in Relation zueinander als verbundene Bewegungen, nicht nur als koordinierte Aktionen. Wenn du dich bewegst, sollte sich jeder Teil deines Körpers bewegen, und wenn die Bewegung abklingt, sollte jeder Teil zur Ruhe kommen.

8. Damit Inneres und Äußeres in Harmonie sind, muss sich auch die körperliche Bewegung öffnen, wenn der Geist eine öffnende Absicht hat. Wenn dementsprechend der Geist eine schließende Absicht hat, muss sich die physische Bewegung ebenfalls schließen.

9. In der *Tàijí*-Form sind die Bewegungen von Anfang bis Ende in einem kontinuierlichen Fluss ohne Unterbrechung, vergleichbar mit dem rollenden Fluss eines Stromes, das nicht abreißt und einem Gegner keine Möglichkeit lässt hineinzukommen. Auch das *Qì* ist ein ununterbrochener Fluss, der zirkuliert wie die Meeresströmungen, mit *Jìn* (der entspannten Kraft) als die ständig wiederkehrenden Wellen.

10. Wenn man sich beim *Tàijí* körperlich bewegt, muss der Geist ruhig und aufmerksam bleiben. Ruhe kann nur erreicht werden, wenn man die Aufmerksamkeit nach innen richtet. In der *Tàijí*-Form kultiviert die Ruhe des Geistes das Bewusstsein für die Veränderungen während der Bewegungen. Beim *Tuīshǒu* (den Fühlend-schiebenden Händen) ermöglicht die Ruhe außerdem, dass man die Absicht des Gegners besser erspürt.

11. Stell dir zwei Männer vor, die mit einer Säge für zwei Personen arbeiten. Arbeiten sie in Harmonie, wenden sie die Prinzipien Kleben, Haften, Folgen, ohne Widerstand zu leisten oder die Verbundenheit zu unterbrechen.

12. Ein Fleischständer ist ein Ort, an dem totes Fleisch aufgehängt wird. Lehne dich beim *Tuīshǒu* (den Fühlend.schiebenden Händen) nicht auf den Gegner und lass deine Hände nicht schwer oder unsensibel sein. Hafte mit der leichtesten Berührung, um dich in seine oder ihre Basis zu verbinden. Auch du bist kein Fleischständer: Erlaube keiner Kraft sich bei dir aufzubauen.

13. Stell dir eine Linie vor, die vom *Níwán* (Scheitelpunkt auf dem Kopf) mittig durch den Körper zum Meridianpunkt *Huìyīn* verläuft. Diese stellt die Körperachse (zentrale Achse) dar. Egal, wo der Mühlstein sich befindet, er bewegt sich immer, indem er sich um seine Achse dreht. Wie beim Mühlstein kann sich auch die Position des Körpers ändern, er sollte sich aber immer um seine zentrale Achse drehen. Um effektiv zu arbeiten, muss der Mühlstein auf einer Ebene bleiben und seine Achse vertikal. Die zentrale Achse des Körpers sollte ebenso aufrecht gehalten werden, insbesondere beim Drehen. Dreht man sich wie ein Mühlstein, kann das zentrale Gleichgewicht mit Leichtigkeit gehalten werden.

14. Sei wie ein Stehaufmännchen, das unten Gewicht hat und oben leicht ist, und deshalb nicht umgestoßen werden kann. Stell dir vor, dass der Kopf am Scheitelpunkt aufgehängt ist, damit die Wirbelsäule gerade und der Körper vertikal ist, dann kann das zentrale Gleichgewicht immer beibehalten werden. Die Füße müssen fest verwurzelt sein, der Oberkörper entspannt und der Geist ruhig, wobei fortwährend Wellen von *Chén* (Sinken) tief in den Boden fließen, sogar wenn du von einer externen Kraft beeinflusst wirst. Hat man das erreicht, ist der Oberkörper entspannt und leicht und die Basis wird verwurzelt und schwer sein, genau wie bei einem Stehaufmännchen.

體用歌

1. 太極拳，十三式。
   妙在二氣分陰陽。

2. 化生千億歸抱一。
   歸抱一，太極拳。

3. 兩儀四象渾無邊，
   禦風何似頂頭懸。

4. 我有一轉語，今為知者吐：
   「湧泉無根腰無主，力學垂死終無補。」

5. 體用相兼豈有他。
   浩然氣能行乎手。

6. 掤攦擠按採挒肘靠進退顧盼定。

7. 不化自化走自走。
   足欲向前先挫後。

8. 身似行雲，打手安用手。
   渾身是手手非手。

9. 但須方寸隨時守所守。

1. *Tàijíquán*, - die dreizehn Stellungen.
   Das Wunder liegt in der Natur von *Qì: Yīn* und *Yáng*.

2. Es verwandelt sich in die Unendlichkeit und kehrt zum Einen zurück.
   Kehrt zu dem Einen zurück, *Tàijíquán*.

3. Die beiden wichtigsten Prinzipien (*Yīn* und *Yáng*)
   Und vier Erscheinungsformen sind grenzenlos.
   Um den Wind zu reiten, hängt dein Kopf, am Scheitelpunkt befestigt, von oben herab.

4. Ich habe Worte für die, die verstehen können:
   „Hat *Yǒngquán* (der Punkt der sprudelnden Quelle) keine Wurzel, oder *Yāo* (die Taille)
   keine Kontrolle, dann wird selbst ein Leben langes Üben ohne Nutzen sein."

5. Es gibt kein Geheimnis um Substanz und Funktion - sie sind miteinander verbunden.
   Es gibt nur einen Weg – lass das weite und fließende *Qì* sich bis in die Finger ausbreiten.

6. Behalte bei *Péng* (Abwehren), *Lǚ* (Zurückrollen), *Jǐ* (Drücken), und *Àn* (Stoßen), *Cǎi*
   (Ziehen), *Liè* (Spalten), *Zhǒu* (Ellenbogenstoß) und *Kào* (Schulterstoß) immer das
   zentrale Gleichgewicht bei, ebenso beim Vordringen, Zurückweichen, Nach links und
   beim Nach rechts Schauen und beim zentrierten Stehen.

7. Neutralisiere, ohne zu neutralisieren, gib nach, ohne nachzugeben.
   Weiche zurück, bevor du dich nach vorn bewegst.

8. Wenn der Körper wie eine Wolke ist, dann funktioniert der ganze Körper als Hände.
   Die Hände sind nicht [die einzigen] Hände.

9. Der Geist muss immer aufmerksam bleiben.

1. *Tàijíquán* besteht aus den ursprünglichen dreizehn Stellungen: *Péng* (Abwehren), *Lǚ* (Zurückrollen), *Jǐ* (Drücken), und *Àn* (Stoßen) sind die vier Hauptrichtungen, *Cǎi* (Ziehen), *Liè* (Spalten), *Zhǒu* (Ellenbogenstoß) und *Kào* (Schulterstoß) sind die vier diagonalen Richtungen. Hinzu kommen die fünf Elemente Vordringen, Zurückweichen, Blick nach links, Blick nach rechts und In der Mitte bleiben. Das Erstaunliche beim *Tàijíquán* ist die niemals endende, konstante Interaktion, der Wechsel von *Yīn* und *Yáng*.

2. Es kann sich unendlich oft verändern, ist dabei aber auch fähig, sich zu harmonisieren und zu Einem zu vereinigen: Das ist *Tàijíquán*.

3. Die Veränderungen von *Yīn* und *Yáng* und vier Erscheinungsformen werden nicht durch Raum und Zeit begrenzt.

   Den Wind zu reiten bedeutet, dass man fähig ist, sich nicht voraussehbaren Veränderungen in Situation und Kraft anzupassen. Um den Wind reiten zu können, musst du ein ausgerichtetes Gleichgewichtszentrum haben. Wird der Kopf so gehalten, als hinge er von oben herab, so sind die Meridianpunkte *Níwán* und *Huìyīn* in einer vertikalen Linie, der Körper ist aufrecht und das zentrale Gleichgewicht ist deshalb hergestellt.

4. Der Autor hat einen Rat für alle Übenden, die *Tàijíquán* verstehen wollen: Der *Yǒngquán* (der Punkt der sprudelnden Quelle) ist ein Meridianpunkt unter beiden Füßen und dient als Wurzel der Körperstellung. Durch sie kann zum einen eine ankommende Kraft in den Boden abgeleitet werden, zum anderen kann die Energie der Erde aus dem Boden in den Körper übergehen. Wenn *Yǒngquán* (der Punkt der sprudelnden Quelle) in den Füßen nicht mit dem Boden verbunden ist, dann ist der Körper ohne Wurzel, und jede auftreffende Kraft bleibt nur im Körper. Als Ergebnis erscheint Doppelte Schwere, welche die Körperbewegungen behindert und zu einem Mangel an Flexibilität führt. Verlust der Beweglichkeit in den Hüften meint, dass die Hüfte nicht fähig ist, die Richtung des Freigebens zu kontrollieren. Unter solchen Umständen kann es selbst nach einer ganzen Lebenszeit voller eifriger Übung passieren, dass keine bedeutende Verbesserung eintritt.

5. Die ‚Substanz und Funktion von *Tàijíquán*' beinhaltet keine Geheimnisse, alles wird offenbart, wenn man erst gelernt hat, das *Qì* anzuleiten, so dass es den ganzen Weg vom Boden zurück in die Fingerspitzen fließt. Das *Qì* zu den Fingerspitzen fließen zu lassen entspricht der zweiten Stufe des Trainings auf dem Level ‚Erde' des *Tàijí*. Um *Fājìn* (Freigeben der entspannten Kraft) einzuleiten, wird das *Qì* im *Dāntián* gesammelt. Danach wird die geistige Aufmerksamkeit benutzt, um das *Qì* vom *Dāntián* durch die Beine in

den Boden unter beiden Füßen zu leiten. Hat man dies erreicht, muss wieder die geistige Aufmerksamkeit dazu benutzt werden, sich vorzustellen, wie das *Qì* vom Boden unter beiden Füßen zurückprallt, durch die Beine, den Körper hinauf, dann durch die Arme hinunter bis in die Fingerspitzen.

6. Die Funktion der dreizehn Stellungen ist das Erlangen eines zentralen Gleichgewichts. In den Stellungen *Péng* (Abwehren), *Lǚ* (Zurückrollen), *Jǐ* (Drücken), *Àn* (Stoßen), *Cǎi* (Ziehen), *Liè* (Spalten), *Zhǒu* (Ellenbogenstoß) und *Kào* (Schulterstoß) sowie beim Vordringen, Zurückweichen, Blick nach links, Blick nach rechts und zentriert Stehen muss das Zentrum des Gleichgewichts beibehalten werden.

7. Die Fähigkeit, zu neutralisieren ohne zu neutralisieren und nachzugeben ohne nachzugeben, wird mit *Jiējìn* (Empfangen einer Kraft) bezeichnet. Wenn ein *Tàijí*-Praktizierender diesen hohen Level erreicht hat, dann kann er bzw. sie sich verändern, ohne dass diese Veränderung augenscheinlich wird, und damit ohne offensichtliche Handlung handeln.

    Bevor man vordringt, sollte man sich zurücksetzen und in den hinteren Fuß sinken, um sich mit der Wurzel zu verbinden und eventuell den vorderen Fuß für einen Schritt freizumachen.

8. Wir können alle eine Wolke sehen, dennoch fliegt ein Flugzeug ungehindert hindurch und kann nicht darauf landen. Auf die gleiche Weise kann eine ankommende Kraft keinen Widerstand zum Ansetzen finden, wenn du ein zentrales Gleichgewicht erlangt hast und *chén* (mental sinkend) bist, wodurch die Basis ausbalanciert und verwurzelt ist, und der Oberkörper zentriert und vollkommen *sōng* (entspannt) ist. Auf dieser Stufe ist das Neutralisieren und Aussenden der Kraft nicht auf Arme und Hände beschränkt. Jeder Teil des Körpers kann eine ankommende Kraft neutralisieren, und jeder Teil könnte für *Fājìn* (Aussenden der entspannten Kraft) genutzt werden. Dies ist die Bedeutung von „Die Hände sind nicht die Hände, der ganze Körper funktioniert als die Hände".

9. Die geistige Aufmerksamkeit muss in jedem Moment in jedem Teil des Körpers präsent sein und darf nicht in Gedanken außerhalb deiner *Tàijí*-Übungen abdriften.

Àn	(按):	Schieben, Stossen, die vierte Bewegung der Sequenz „den Vogel am Schwanz fassen".
Bá	(拔):	Ausbreiten
Bǎihuì	(百會):	Meridianpunkt an der höchsten Stelle des Kopfes (Scheitel), wörtlich übersetzt: hundert Konvergenzen
Cǎi	(採):	Pflücken
Chángquán	(長拳):	Lange Faust – früherer Name für *Tàijíquán*
Chén	(沉):	Sinken
Dāntián	(丹田):	Meridianpunkt im Unterleib, 3cm unterhalb des Nabels, wörtlich übersetzt: Zentrum des Elixiers
Dàlù	(大路):	Erste Fühlend-schiebende Hände Übung mit Schritten, wörtlich übersetzt: großer Weg
Dǒngjìn	(懂勁):	Verstehende Energie
Duì	(兌):	Trigramm des Westens, Element: Sumpf oder See
Fājìn	(發勁):	Entspannte Kraft entladen/freigeben
Fàngsōng	(放鬆):	Loslassen
Gēn	(根):	Basis/Gelenke
Hán	(含):	Enthalten – nicht offenbaren
Hū	(呼):	Atmen
Huìyīn	(會陰):	Meridianpunkt am Perineum, zwischen Anus und Hoden/Vulva, wörtlich übersetzt: Zusammentreffen von *Yīn*
Jí	(極):	Vollendet
Jǐ	(擠):	Drücken, die dritte Bewegung der Sequenz „den Vogel am Schwanz Fassen"
Jiējìn	(接勁):	Empfangende Energie
Jìn	(勁):	Entspannte Kraft
Jīng	(精):	Essenz
Jīnglù	(精路):	Meridiane, Energiebahnen
Kǎn	(坎):	Trigramm des Nordens, Element: Wasser
Kào	(靠):	Lehnen
Kuà	(胯):	Hüften
Kūn	(坤):	Trigramm des Südwestens, Element: Erde
Láogōng	(勞宮):	Meridianpunkt in der Handfläche, wo der dritte Finger die Handfläche Berührt, wenn sie zur Faust geformt wird, wörtlich übersetzt: Palast der Arbeit
Lí	(離):	Trigramm des Südens, Element: Feuer
Lí	(厘):	Altes chinesisches System von Maßeinheiten, ein Lí entspricht 576m und Einem Tausendstel *Tael*
Lì	(力):	Rohe Gewalt (Kraft)

Lián	(連):	Verbinden
Liè	(挒):	Spalten
Lǚ	(擺):	Zurückrollen, die zweite Bewegung der Sequenz „den Vogel am Schwanz Fassen"
Mìngmén	(命門):	Meridaianpunkt auf der Wirbelsäule zwischen 2. und 3. Lendenwirbel, wörtlich übersetzt: Tor des Lebens
Nián	(黏):	Haften
Níwán	(泥丸):	Meridianpunkt am höchsten Punkt des Kopfes (Scheitel), manchmal als *Bǎihuì* bezeichnet, wörtlich übersetzt: Schlammpille
Péng	(掤):	Abwehr, erste Bewegung der Sequenz „den Vogel am Schwanz fassen"
Qì	(氣):	Energie, Vitalität
Quán	(拳):	Faust/Boxen
Qián	(乾):	Trigramm des Nordwestens, Element: Himmel
Rén	(人):	Meridian, Mittellinie auf der Vorderseite, wörtlich übersetzt: Person, Mensch
Shén	(神):	Geist
Shénmíng	(神明):	Erleuchtung, spirituelle Klarheit
Shuāngzhòng	(雙重):	Gleiche Schwere
Sǐ	(死):	Tot
Shí	(實):	Substantiell/voll
Suí	(隨):	Folgen
Tàijíquán	(太極拳):	Das große vollendete (höchste Letzte) Boxen
Tiē	(貼):	Kleben
Tīngjìn	(聽經):	Hörende Energie
Tuīshǒu	(推手):	Fühlende (schiebende) Hände
Wěilǘ	(尾閭):	Meridianpunkt am Steißbein, wörtlich übersetzt: Schwanztor
Wúwéi	(無偽):	Nicht Handeln/Natürlicher Prozess
Xiǎolù	(小路):	Zweite Fühlend-schiebende Hände Übung mit Schritten, wörtlich übersetzt: Kleiner Weg
Xīn	(心):	Herz/Gewissen
Xū	(虛):	Nicht substantiell/leer
Xùn	(巽):	Trigramm des Südostens, Element: Wind
Yāo	(腰):	Taille
Yáng	(陽):	Männliches Prinzip: expandierend
Yì	(意):	Geistige Absicht
Yīn	(陰):	Weibliches Prinzip: rezessiv
Yǒngquán	(湧泉):	Meridianpunkt auf der Fußsohle in der Vertiefung am Ballen zwischen 2. und 3. Zeh, wörtlich übersetzt: Sprudelnde Quelle
Yùzhěn	(玉枕):	Meridianpunkt am Hinterkopf, wörtlich übersetzt: Jadekissen
Zhèn	(震):	Trigramm des Ostens, Element: Donner
Zhōngzhèng	(中正):	Zentrales Gleichgewicht
Zhǒu	(肘):	Ellbogenstoß